胆道肿瘤：
影像与病理

（原书第二版）

Neoplasms of the Biliary Tract
Radiologic and Pathologic Correlations
（Second Edition）

〔韩〕 林在勋（Jae Hoon Lim）
〔韩〕 张基泽（Kee-Taek Jang）　著
〔韩〕 金正勋（Jung Hoon Kim）

李敬东　任亦星　主译

科学出版社
北 京

图字：01-2023-1521 号

内 容 简 介

本书是一本介绍胆道系统良、恶性肿瘤影像与病理特征的著作，分为胆道解剖学、胆管囊肿、囊性肿瘤、胆管良性肿瘤、胆管癌的癌前病变、胆管导管内乳头状肿瘤、胆管癌、胆囊肿瘤、肝胰壶腹肿瘤和十二指肠乳头肿瘤 9 章。

原作者为长期从事影像与病理研究的林在勋（Jae Hoon Lim）、张基泽（Kee-Taek Jang）、金正勋（Jung Hoon Kim）三位韩国教授，而译者团队集合了我国的知名肝胆外科、影像及病理专家。本书的主要特点在于专注胆道系统良、恶性肿瘤影像与病理的解析，融合了肝胆外科、影像学、病理学三方专家对其的理解和临床经验，并且通过丰富、详细、高质量的临床实例图片帮助读者理解书中内容，具有可读性和实用性。

本书不仅适用于肝胆外科临床医生、医学生，可加深其对疾病影像与病理特征的认知，帮助其制定、调整诊疗规划，也适用于影像学及病理学专业从业人员，能帮助其针对胆道系统良、恶性肿瘤的影像与病理特征进行深入的学习和研究。

图书在版编目（CIP）数据

胆道肿瘤：影像与病理：原书第二版 /（韩）林在勋，（韩）张基泽，（韩）金正勋著；李敬东，任亦星主译 . -- 北京：科学出版社，2025.1.
-- ISBN 978-7-03-080039-8

Ⅰ. R735.8

中国国家版本馆 CIP 数据核字第 20248RK950 号

责任编辑：闵　捷 / 责任校对：谭宏宇
责任印制：黄晓鸣 / 封面设计：殷　靓

科 学 出 版 社 出版
北京东黄城根北街16号
邮政编码：100717
http://www.sciencep.com
上海锦佳印刷有限公司印刷
科学出版社发行　各地新华书店经销

*

2025年1月第 一 版　开本：889×1194 1/16
2025年1月第一次印刷　印张：10 1/4
字数：310 000
定价：160.00 元
（如有印装质量问题，我社负责调换）

《胆道肿瘤：影像与病理》（原书第二版）
译者名单

·主　译　李敬东　任亦星

·副主译　易华琼　游　川

·译　者（按姓氏笔画排序）

任亦星	川北医学院附属医院
刘连新	中国科学技术大学附属第一医院（安徽省立医院）
刘厚宝	复旦大学附属中山医院
汤朝晖	上海交通大学医学院附属新华医院
李敬东	川北医学院附属医院
李富宇	四川大学华西医院
宋天强	天津医科大学肿瘤医院
张　宇	四川省医学科学院·四川省人民医院
张　彤	厦门大学附属翔安医院
张起帆	南方医科大学南方医院
邵成浩	海军军医大学第二附属医院（上海长征医院）
易华琼	川北医学院附属医院
耿智敏	西安交通大学第一附属医院
黄徐建	川北医学院附属医院
龚　伟	上海交通大学医学院附属新华医院
游　川	川北医学院附属医院
魏永刚	四川大学华西医院

中译本序

　　《胆道肿瘤：影像与病理》(原书第二版) [*Neoplasms of the Biliary Tract: Radiologic and Pathologic Correlations (Second Edition)*] 是一本颇具特色的外科学专著，由林在勋 (Jae Hoon Lim)、张基泽 (Kee-Taek Jang)、金正勋 (Jung Hoon Kim) 三位韩国教授主编。有别于传统外科学专著，该书主要从影像学、病理学的角度介绍了大量与胆道系统相关的良、恶性肿瘤知识，为广大外科医生在临床工作中提供了一种以影像、病理为导向的新思路。

　　《胆道肿瘤：影像与病理》(原书第二版) 由李敬东教授组织国内肝胆外科、影像学、病理学领域的多位专家，结合他们丰富的临床经验翻译而成。在翻译过程中，充分尊重原书思想和说法，尊重客观科学，并在此基础上采用我国医学的通用术语和专业习惯，以保证读者在阅读时能够迅速、准确、无误地领会其思想与内容。

　　该书分为胆道解剖学、胆管囊肿、囊性肿瘤、胆管良性肿瘤、胆管癌的癌前病变、胆管导管内乳头状肿瘤、胆管癌、胆囊肿瘤、肝胰壶腹肿瘤和十二指肠乳头肿瘤9章。每章内容均在收集的胆道相关疾病病例的基础上，针对性地分析了疾病影像及病理的特点，并充分加插图例，方便读者理解书中内容。

　　通过阅读该书，读者可以细致全面地了解到胆道系统良、恶性肿瘤的影像学、病理学知识，学习如何在临床实践中更有效地结合实际病例，对病例进行深入、细致、全方位的研判，从而为患者制定更精准化、个体化的临床诊疗方案。

　　最后，衷心希望《胆道肿瘤：影像与病理》(原书第二版) 的翻译出版有助于加深广大肝胆外科临床医师、医学生对胆道肿瘤影像学、病理学相关知识的理解，提高临床决策的精确性和诊治效果，从而造福患者。

全志伟

中华医学会外科学分会胆道外科学组组长、中国医师协会外科医师分会胆道外科专家工作组组长

2024 年 5 月 21 日

译者的话

在现代医学快速发展的今天，胆道外科在精准化、个体化治疗的道路上展现了前所未有的进步和创新。这些进步和创新不仅依靠娴熟的手术技术、先进的手术器械和治疗药物，也依赖于影像学和病理学知识的应用。这两个学科为胆道疾病的诊断和治疗提供了基础支持，也极大提高了临床决策的精确性和治疗效果。因此，肝胆外科医师对影像学、病理学知识的掌握至关重要，直接影响到诊断的准确性、手术策略的制定、治疗方法的选择，以及患者预后的评估。

《胆道肿瘤：影像与病理》（原书第二版）[*Neoplasms of the Biliary Tract: Radiologic and Pathologic Correlations (Second Edition)*] 由韩国明知医院放射科林在勋（Jae Hoon Lim）教授、韩国三星医疗中心病理科张基泽（Kee-Taek Jang）教授、韩国首尔国立大学医院放射科金正勋（Jung Hoon Kim）教授共同担任主编，三位教授在影像学、病理学领域的研究和实践在国际上享有盛誉。本书含有大量临床图例，对胆道系统良、恶性肿瘤影像与病理特征进行了详解，旨在为全球肝胆外科医生提供细致、全面、形象的胆道系统良、恶性肿瘤影像与病理特征展示。

作为中译本的主译之一，我深感荣幸能够将这样一部充满专业性和实用性的著作带给国内读者。在翻译过程中，译者团队特别注意保持原著的精确性和深入性，以确保中文读者能够准确理解疾病的每一项影像、病理特征细节。尽管本书组织了一大批国内知名专家共同参与翻译工作，经过反复校对、核查，书中如存在翻译不够准确、部分知识滞后的情况，本人与所有译者诚挚欢迎国内所有专家、同行批评指正。

希望本书的翻译出版能够为推动国内胆道外科学的发展和国际交流作出贡献。最后，感谢为本书的翻译做出努力的所有人，衷心希望本书能使得更多的同行学者获益！

李敬东

2024 年 4 月

目　录

第一章　胆道解剖学

1.1　胆管

胆汁由肝细胞合成并分泌到胆小管中，胆小管是最小的胆汁分泌结构之一。单个胆小管位于形成其边界的肝细胞壁之间[1]。胆小管宽 0.5 ～ 1.0 μm，是相邻肝细胞之间局部细胞膜内凹而形成的封闭微细小管（图 1-1）。胆小管之间紧密相连，无明显分隔。分泌到胆小管中的胆汁从肝小叶中央流向周边，而胆小管于小叶边缘处汇集进入末端胆管，即黑林管（Hering canal）。因此，胆汁从胆小管流向黑林管，而肝脏的血液则流向中央静脉。

黑林管是由立方上皮组成的短狭管道，宽 10 ～ 20 μm，将胆汁从胆小管输送到肝门区的小叶间胆管（图 1-2）。小叶间胆管宽 30 ～ 40 μm，管壁衬有简单的高立方上皮细胞[1]。这些小导管在向肝门汇合时直径增加，最终在肝门处形成左、右肝管（left hepatic duct，LHD；right hepatic duct，RHD）。胆道内衬有单层的立方状至高柱状上皮（胆管细胞），具体取决于胆管的大小（图 1-3）。

胆管分为肝内胆管和肝外胆管。左、右肝管及其一至三级分支统称为"肝门胆管和肝周胆管"，一至三级胆管是肉眼可见的肝内大胆管[2]（图 1-4），三级分支近端的胆管则称为肝内小胆管。在显微镜下可见这些胆管由间隔胆管和小叶间胆管组成。这两种胆管被不同的纤维组织所环绕，并伴有大小相似的肝动脉分支和门静脉（portal vein，PV）分支，从而形成门静脉三联体。

肝外胆管由以下部分组成：近端部分、位于左右肝管分叉和胆囊管之间的肝总管、位于胆囊管和肝胰壶腹之间的胆总管远端部分。正常情况下，肝外胆管的直径为 3 ～ 6 mm。胆囊管连接着胆囊（gallbladder，GB）和肝外胆管。

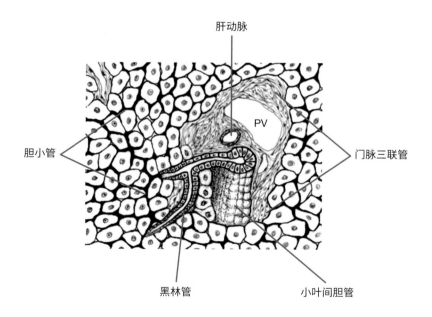

图 1-1　胆汁产生和分泌的示意图

胆汁由肝细胞产生，流入胆小管、黑林管，然后进入小叶间胆管。胆小管是相邻肝细胞之间局部细胞膜内凹而形成的封闭微细小管。黑林管内壁为矮立方上皮，连接胆小管和小叶间胆管。小叶间胆管内壁为高立方上皮，位于 PV 旁
PV：门静脉

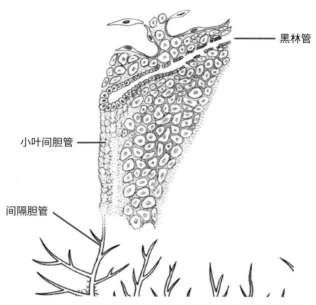

黑林管

小叶间胆管

间隔胆管

图 1-2　黑林管、小叶间胆管、间隔胆管的解剖示意图

上述胆管肉眼不可见，在显微镜下也不易识别。小叶间胆管和间隔胆管位于门脉三联管内，并伴有门静脉和肝动脉

改自参考文献 [1]

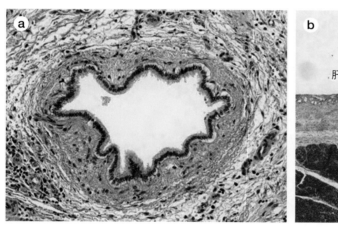

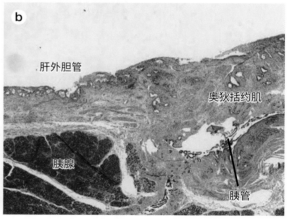

肝外胆管

奥狄括约肌

胰腺

胰管

图 1-3　正常胆管

(a) 肝内胆管的显微照片显示门脉区和胆管壁由单层的立方状至高柱状上皮胆管细胞组成，周围是纤维结缔组织（HE 染色，×100）。(b) 肝外胆管由黏膜层和纤维肌层组成。肝外胆管的远端可见明显的肌纤维染色，这些肌纤维与奥狄括约肌和十二指肠的肌纤维融合在一起（HE 染色，×10）

　　肝内大胆管和肝外胆管周围分布着大量微小的胆管周围腺体[3]（图 1-4）。胚胎学上，这些腺体也来自形成正常胆管树的胆管板[4]。胆管周围腺体可分为壁内腺和壁外腺（图 1-5）。前者为黏液上皮构成的单管状腺体，分散在胆管壁内。后者位于导管周围的结缔组织中，是分枝的管状肺泡浆液黏液腺。通过对连续切片的观察，发现壁外腺通过自身形成的管道排入大的胆管腔，而壁内腺则直接排入胆管腔中。

　　组织学上，胆管壁由带有稀疏的固有层和散布着胆管周围腺体的纤维肌层的上皮细胞构成。胆管壁的纤维肌层由纤维组织和夹杂在上皮下方的平滑肌组成。胆总管中有斜肌层、纵肌层[1]。胆总管越接近十二指肠，这些肌层变得越明显，并具有更多的环状纤维。在壶腹部，环状纤维形成强大的奥狄括约肌（sphincter of Oddi）（图 1-3），可调节胆汁排入十二指肠的过程。肝外胆管外膜主要由疏松的网状组织和胶原纤维构成，其最外层无浆膜。

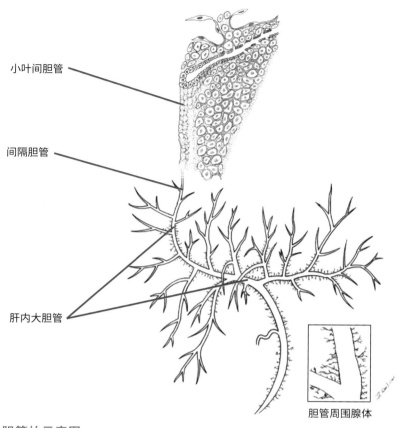

小叶间胆管

间隔胆管

肝内大胆管

胆管周围腺体

图 1-4　肝内外胆管的示意图

左、右肝管及其一至三级分支统称为"肝门胆管和肝周胆管"，皆肉眼可见。这些胆管周围有大量的胆管周围腺体

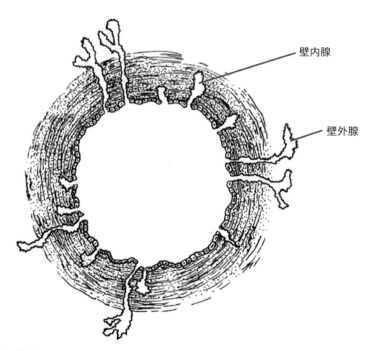

壁内腺

壁外腺

图 1-5　胆管周围腺体的示意图

胆管周围腺体有两种类型，即壁内腺和壁外腺。壁内腺是散布在胆管壁内的单管状黏液腺，而壁外腺是位于胆管周围组织中的分支管状肺泡浆液腺

1.2　胆囊

胆囊是一个梨形的中空囊袋，起自肝总管的外口。胆囊分为四部分，即大的盲端圆形基底、构成体部的圆柱形主体部分、连续狭窄的颈部，以及连接胆囊和肝总管的胆囊管。通常，其容量为50～90 mL，长7～10 cm，宽2～3 cm，附着在左右肝叶的下表面。在解剖学上，部分胆囊底部出现弯曲或折叠时，会与其余部分分离，这种情况被称为"弗里吉亚帽"（Phrygian cap）。

胆囊壁由黏膜层、肌层、浆膜下层和浆膜层构成（图1-6）。其中，黏膜层呈褶皱状，由高柱状上皮覆盖。与胃肠道不同，胆囊壁没有黏膜肌层和黏膜下层。胆囊在收缩状态下很容易出现不规则的、丝绒状或绒毛状的黏膜褶皱或皱襞，但在极度膨胀时，这些皱襞会被拉伸消失。在柱状上皮下方，有一层厚厚的固有层，由富含血管的疏松网状支持组织构成。胆囊颈部和胆囊管的固有层内含有大量黏液腺。胆囊管的黏膜和肌层移行至肝外胆管，因此，胆囊的病理过程可能延伸至肝外管道（extrahepatic ducts，EHD），反之亦然。

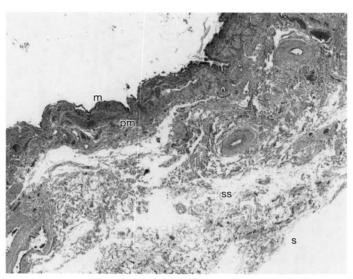

图1-6　胆囊壁

显微照片显示胆囊壁由内衬有柱状上皮层和l的m*、适当的pm、ss与s组成（HE染色，×40）
m：黏膜层；l：固有层；pm：肌层；ss：浆膜下层；s：浆膜层

1.3　肝胰壶腹与十二指肠乳头

胆总管远端与主胰管在十二指肠降部的内侧壁互相靠近，斜穿入肠壁并汇合成一条膨大的短管，被称为肝胰壶腹（或法特壶腹）（图1-7、图1-8）。其狭窄的远侧末端开口于十二指肠降部内侧壁与后壁交界处的十二指肠大乳头。因此，肝胰壶腹指的是胆胰导管内部，而十二指肠乳头指的是肝胰壶腹外侧突入十二指肠内的乳头状隆起（图1-9、图1-10）。正常乳头的长度仅为几毫米。肝胰壶腹内衬有与胆总管相似的单层柱状上皮，而十二指肠乳头内衬有与结肠上皮类似的肠黏膜。副胰管口通常在主乳头近端约2 cm处，开口于圆形的十二指肠小乳头（图1-7）。

奥狄括约肌是指环绕在肝胰壶腹、胆总管和胰管汇合处之前的环形肌群，由肝胰壶腹括约肌、胆总管括约肌和胰管括约肌组成（图1-11）。奥狄括约肌是一组环形肌群，发育各异，从导管的交会处延伸到大乳头的尖端。奥狄括约肌呈收缩状时，壶腹段在内镜逆行胰胆管造影（endoscopic retrograde cholangiopancreatography，ERCP）上通常不可见（图1-12）。奥狄括约肌是胆胰共同通道开口处的肌肉，其收缩可使胆汁经壶腹部逆流至胰管内。

---

*译者注：此处原书有误，内衬有柱状上皮层的m、l应为内衬有柱状上皮层和l的m。

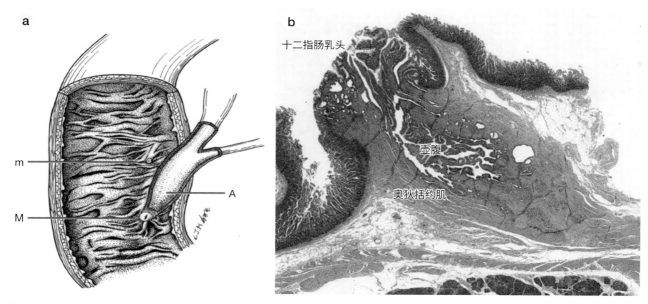

图 1-7　肝胰壶腹和十二指肠乳头

(a) 肝胰壶腹和十二指肠乳头的示意图。(b) 切除的十二指肠乳头的显微照片显示为肝胰壶腹的低倍放大图，放大图包括奥狄括约肌、壶腹和十二指肠乳头 (HE 染色，×10)
A：肝胰壶腹；M：大乳头；m：小乳头

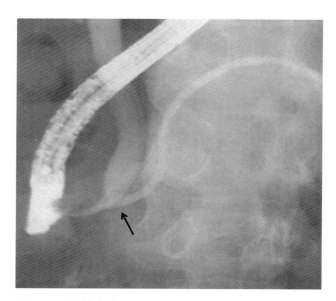

图 1-8　肝胰壶腹

ERCP 显示胆总管和主胰管汇合形成壶腹段 (箭头)，并排入十二指肠

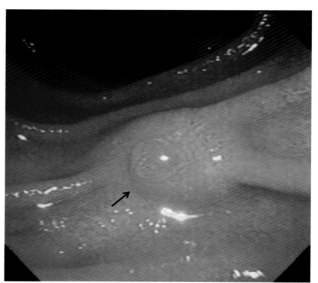

图 1-9　正常的十二指肠大乳头

十二指肠内窥镜检查显示为正常的大乳头 (箭头)

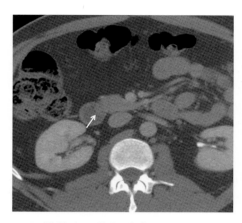

图 1-10 正常的十二指肠乳头

计算机体层成像（computed tomography，CT）显示十二指肠乳头在腔内呈小结节状突出物（箭头），直径为 7 mm

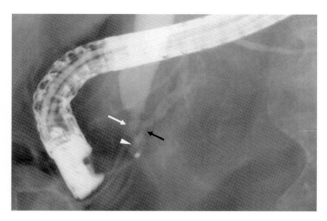

图 1-11 奥狄括约肌

ERCP 显示为胆总管括约肌（白色箭头）、胰管括约肌（黑色箭头）和肝胰壶腹括约肌（三角箭头）的收缩

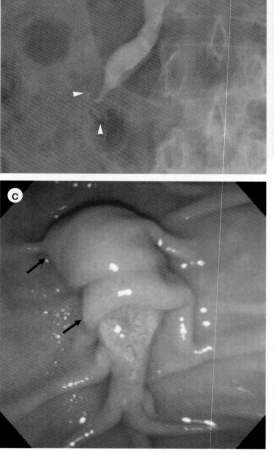

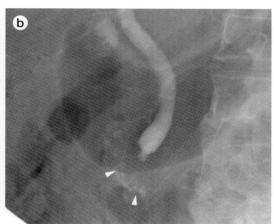

图 1-12 奥狄括约肌正常收缩

(a) ERCP 显示壶腹段逐渐变细（三角箭头）。(b) 几秒后，ERCP 显示由于奥狄括约肌收缩，壶腹段不可见，三角箭头指向十二指肠乳头。(c) 十二指肠内窥镜检查显示由于括约肌肥大，十二指肠大乳头突出（箭头）

本章参考文献

[1] Telford IR, Bridgman CH. Introduction to functional histology. New York: Harper & Row; 1990.

[2] Nakanuma Y, Sato Y, Harada K, Sasaki M, Xu J, Ikeda H. Pathological classification of intrahepatic cholangiocarcinoma based on a new concept. World J Hepatol. 2010;2:419–27.

[3] Nakanuma Y. A novel approach to biliary tract pathology based on similarities to pancreatic counterparts: is the biliary tract an incomplete pancreas? Pathol Int. 2010;60:419–29.

[4] Terada T, Nakanuma Y. Development of human intrahepatic peribiliary glands. Histological, keratin immunohistochemical, and mucus histochemical analyses. Lab Investig. 1993;68:261–9.

第二章　胆管囊肿

2.1　单纯性（胆管）囊肿

　　肝脏内产生的囊肿一般被称为肝囊肿。肝囊肿的大小差别很大，有的几乎看不见，有的直径接近20 cm，其数量也是千变万化，从单发到数不清的囊肿群都不鲜见。肝囊肿在成年人中很常见。事实上，肝囊肿是肝脏中最常见的良性病变。

　　虽被称为肝囊肿，但实际上其来自胆管。显微镜下，肝囊肿是由立方上皮或单层柱状上皮细胞排列组成的闭合腔隙，内含浆液和各种上皮产物（图2-1）。囊肿壁由薄层纤维组织构成。肝囊肿多见于成人，年龄越大，发病率越高，因此可推断出这些囊肿是后天形成的。肝囊肿与胆道不相通，它的形成代表了在胆管衍生处液体的积聚[1, 2]。囊肿壁结构中无肝细胞及其衍生物（图2-2）。因此，依据其来源，将肝脏中的囊肿称为胆管囊肿比将其称为肝囊肿更准确。

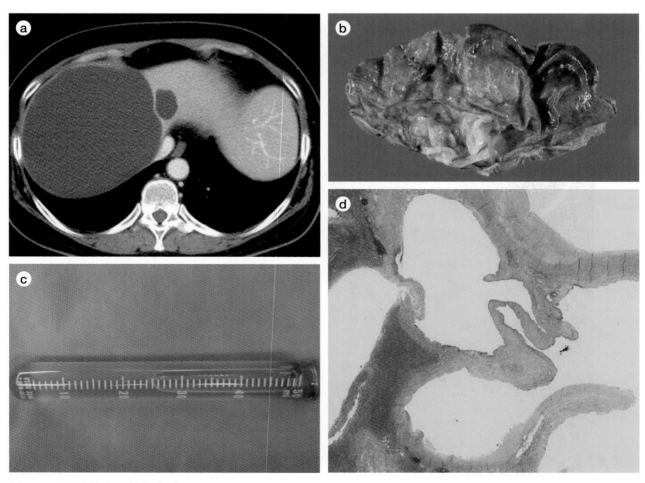

图 2-1　单纯性（胆管）囊肿

(a) 增强 CT 显示直径分别为 15 cm 和 3 cm 的两个囊肿占据了右肝的大部分。由于囊肿壁很薄且紧邻肝实质和膈肌，因此在图像上，囊肿壁并不可见。(b) 切除标本显示为薄膜状囊肿壁。(c) 囊肿内清亮、黄色的浆液性液体。(d) 显微照片显示为波纹状的纤维囊（HE 染色，×10）

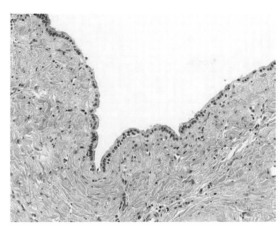

图 2-2　显微照片下的囊肿壁

囊腔面排列着单层柱状 - 立方上皮细胞，并伴有
上皮下纤维壁。囊肿壁结构中无肝细胞及其衍生物
（HE 染色，×200）

　　绝大多数囊肿生长缓慢（图 2-3）。当其体积过大时，在极少数情况下可能压迫邻近器官而引起相应症状，如压迫胆道引起梗阻性黄疸。有时，囊肿也可能缩小（图 2-4），甚至自发消失，也可能因外伤而破裂，但自发破裂的情况极为少见（图 2-5）。

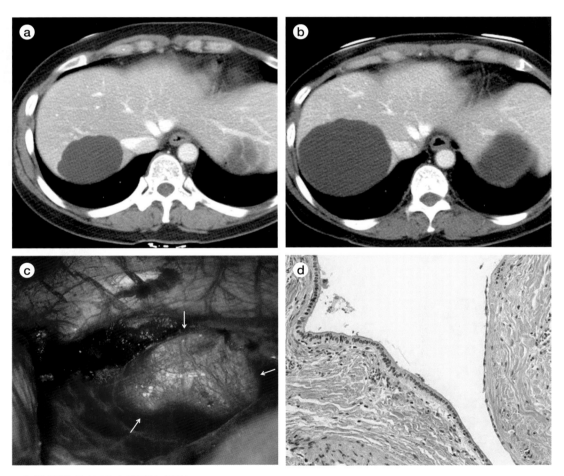

图 2-3　生长期的单纯性（胆管）囊肿

（a）CT 显示囊肿的直径为 6 cm，囊肿壁不可见。（b）5 年后的 CT 显示同一囊肿的直径增加至 10 cm。（c）术野照片显示有一个突出肝脏表面的囊肿（箭头）。（d）囊肿壁的显微照片显示左侧囊肿壁内部排列有一层高柱状上皮细胞，右侧为扁平上皮细胞（HE 染色，×200）

在超声或 CT 上，单纯性（胆管）囊肿表现为圆形或类圆形的无回声区，边界清楚、包膜光整，可伴有均匀水样密度的圆形结构（图 2-1、图 2-3、图 2-5）。在磁共振（magnetic resonance，MR）成像上，表现为 T1 低信号或 T2 高信号。若囊肿被肝实质包绕，其囊肿包膜在影像学上通常不显影。当囊肿突出于肝脏表面时，囊肿包膜几乎不可见或根本不可见（图 2-3）。当合并感染或出血时，超声上可能出现颗粒样强回声，CT 衰减值增加，MR 信号强度依据囊内容物的性质和出血时间的长短而呈现出较大差异。

部分单纯性（胆管）囊肿可能存在一个或多个囊内间隔（图 2-6）。当多个囊肿发生于肝脏同一位置，毗邻囊肿间的纤维间隔和被挤压的肝组织也可形成间隔样结构（图 2-7）。此时，囊肿与黏液性囊性肿瘤的鉴别诊断可能很困难。黏液性囊性肿瘤表现为圆形、边界清楚的多房性囊性占位。在多发性单纯囊肿簇中，各囊肿单独出现并小范围聚集，囊肿簇的边界呈分叶状或波浪状（图 2-7）。

2.2　肝纤毛前肠囊肿

肝纤毛前肠囊肿由胚胎发育时，植入肝芽的胚芽前肠演化而来。囊肿壁内侧排列着假性分层柱状上皮细胞（图 2-8）。肝纤毛前肠囊肿经常由断面影像学检查偶然发现，其可发展为鳞状上皮细胞癌[3]。

在影像学上，肝纤毛前肠囊肿表现为肝脏体积较小的实性单腔囊肿，通常直径在 3 cm 以内，囊内充满黏液[4]。一般来说，此类囊肿位于肝左内叶，其 CT 衰减值或 MR 信号强度取决于囊内容物，其内可为浆液、黏液或乳糜样。

2.3　胆周囊肿

胆周囊肿，旧称多发性肝门囊肿，并不罕见，在连续尸检肝脏中发现的比例为 20%[5]。正常情况下，在肝内大胆管及肝外胆管周围存在着大量的微小胆周腺体，由于炎症等因素导致腺体外分泌腺管堵塞，胆周腺体继而发生囊性扩张[5]。囊性扩张程度不一，大多数在显微镜下可见。胆周囊肿多见于既往基础肝胆疾病患者，如酒精性肝病、肝硬化或常染色显性遗传性多囊肾[6]。已有肝移植患者出现胆周囊肿症状的报道。多数胆周囊肿患者无任何临床症状，仅有基础肝病的症状表现。胆周囊肿可通过超声、CT 或 MR（图2-9）检测到，其表现为肝内多发小囊肿、串珠样囊肿或邻近门脉三联的管状结构[7]。胆周囊肿可导致继发性胆管导管内乳头状肿瘤，表现为肉眼可见的、附着于胆管的憩室样囊性肿瘤[8, 9]。

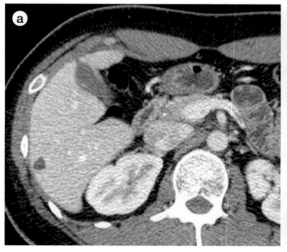
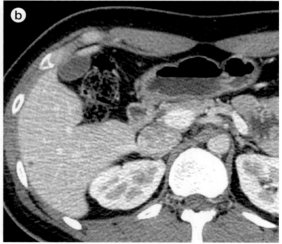

图 2-4　单纯性（胆管）囊肿的萎缩

(a) CT 显示有一个直径 10 mm 的囊肿。(b) 10 个月后的 CT 显示囊肿萎缩，直径为 2 mm

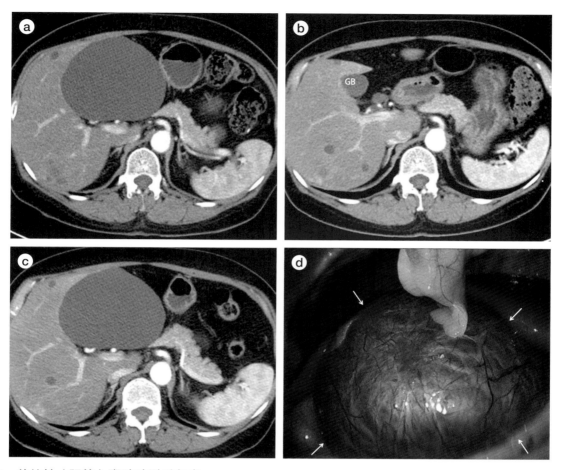

图 2-5　单纯性（胆管）囊肿破裂后复发

(a) 增强 CT 显示有一个直径 12 cm 的囊肿，其囊肿壁在影像上不可见。(b) 6 个月后的 CT 未见囊肿，提示囊肿破裂消失。
(c) 18 个月后的 CT 显示囊肿复发，直径为 12 cm。(d) 术野照片显示有一个突出肝脏表面的囊肿（箭头）
GB：胆囊

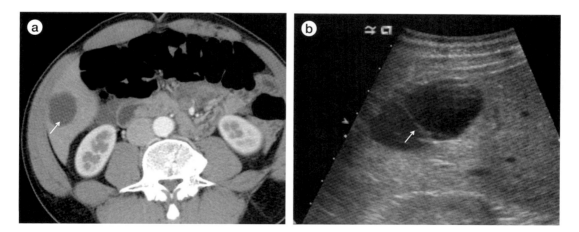

图 2-6　分隔的单纯性（胆管）囊肿

(a) 增强 CT 显示有一个卵圆形囊肿，其内分隔无法清晰显示。(b) 超声显示卵圆形囊肿内有分隔（箭头）

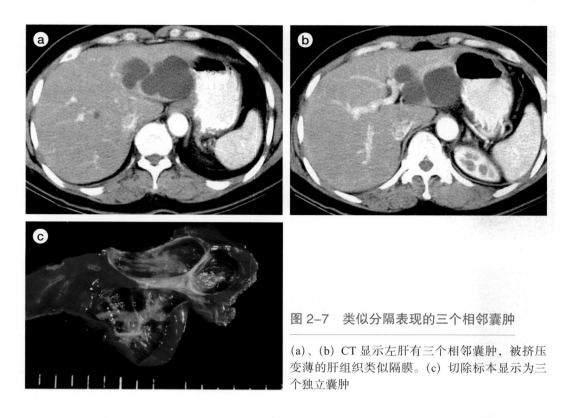

图 2-7　类似分隔表现的三个相邻囊肿

(a)、(b) CT 显示左肝有三个相邻囊肿，被挤压变薄的肝组织类似隔膜。(c) 切除标本显示为三个独立囊肿

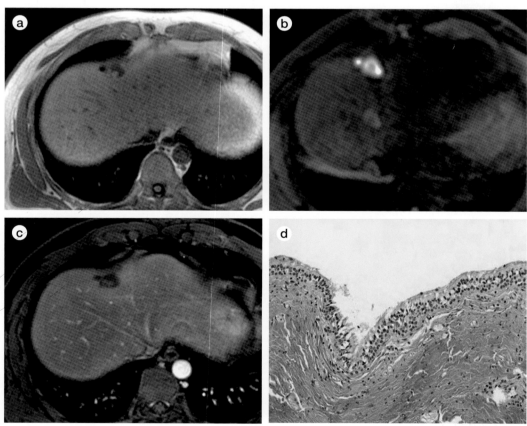

图 2-8　肝纤毛前肠囊肿

T1 加权（a）、T2 加权（b）、增强（c）MR 显示左肝叶内侧段前表面有一个小的椭圆形囊性病变。囊肿内有两个小结节，代表残留物。(d) 显微照片显示囊肿壁内层有纤毛柱状上皮细胞，与纤毛前肠囊肿一致（HE 染色，×200）

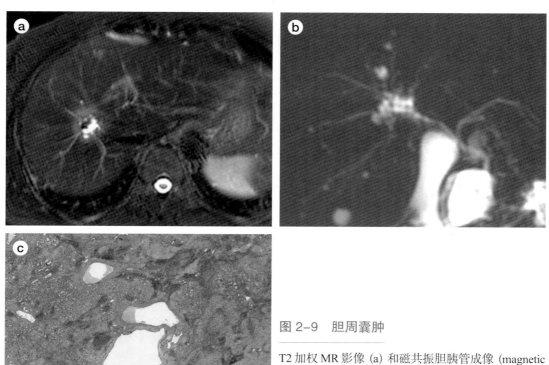

图 2-9　胆周囊肿

T2 加权 MR 影像 (a) 和磁共振胆胰管成像 (magnetic resonance cholangiopancreatography，MRCP) (b) 显示多发微小囊肿集中在肝内胆管周围。(c) 显微照片显示为扩张的胆周囊肿及增生的小胆管 (HE 染色，×10)

2.4　先天性肝囊肿

一般来说，先天性肝囊肿是肝门区胆管发育异常所致。根据胆管板畸形范围的不同程度，先天性肝脏囊性疾病分为先天性肝纤维化、胆管错构瘤、多囊肝病、卡罗利病和胆总管囊肿等疾病。胆管板是指在胚胎发育第六周时围绕门静脉分支的圆柱形细胞层 [10-12] (图 2-10)，而胆管通常由胆管板的重塑和部分吸收或退化形成。胆管板中的双能祖细胞发育为胆管细胞，胆管细胞排列在复制的胆管腔内，不参与胆小管形成的胆管板细胞则消失 [11]。胆管板的退化不充分和持续存在会引起胆管畸形，最终导致在门静脉周围形成囊肿 [12-15] (图 2-10)。

先天性肝纤维化和胆管错构瘤是由小叶间胆管畸形所致 (图 2-11)。多囊肝是中型肝内胆管的胆管板发育畸形的结果，而卡罗利病是一种大型肝内胆管的胆管板畸形而导致的疾病。由于均为胆管板发育异常所致，上述病变可能在患者体内共存 [14]。一些研究者认为胆总管囊肿是肝外胆管板畸形的结果 [14, 16]，而另一些研究者提出其与胰液反流异常及胰胆管异常连接而导致的胆管发育缺陷密切相关 [17, 18]。

2.4.1　先天性肝纤维化

先天性肝纤维化的组织病理学特征是不同程度的小叶间胆管增生和管周纤维化 [12]。该疾病是一种常染色体隐性遗传疾病，由小叶间胆管的胆管板畸形引起，通常与胆管扩张相关。同属胆管板畸形的范围，卡罗利病、胆管错构瘤和多囊肾病可能与先天性肝纤维化相关。随着时间的推移，病情逐渐发展而导致肝硬化和门静脉高压症。

在超声、CT 和 MR 上，可显示左肝叶外侧和内侧部分肥大，右肝叶萎缩，并伴有如脾肿大和胃食管静脉曲张 (图 2-12) 等门静脉高压症；相关的胆管板 (ductal plate，DP) 畸形，如胆管扩张、胆管错构瘤、卡罗利病和肾囊肿都清晰可见；偶见大型多发性再生结节和扩大的肝动脉 [12, 14]。

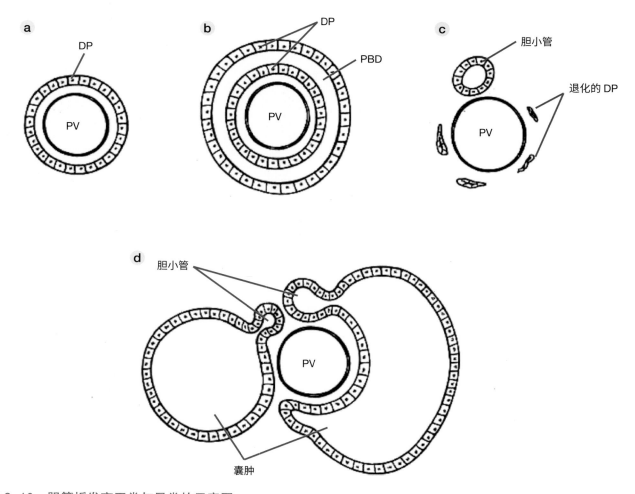

图 2-10　胆管板发育正常与异常的示意图

(a) 在发育早期（妊娠 8 周左右），单层圆柱形 DP 围绕 PV。(b) 在随后的几周内，DP 复制出第二层类似细胞。在两层细胞之间有一个裂隙状的管腔，形成原始胆管（primitive bile ducts，PBD）。(c) 约从第 12 周开始，出现渐进式 "重塑"。双层 DP 短段扩张，沿 PV 束形成纵向管状扩张，最终成为正常胆管。DP 的其他部分广泛地退化，形成退化卷曲的 DP。(d) DP 退化卷曲不足可能导致围绕中央 PV 的 PBD 大面积囊性扩张
DP：胆管板；PV：门静脉

2.4.2　胆管错构瘤

　　胆管错构瘤又称为冯·梅恩堡复合体，是扩张的胆管和被大量纤维基质包围的胆管的局灶性无序集合[19]（图 2-13），据报告其发生率为 0.7%[20]。它们由浸入纤维胶原基质中，数量不定且杂乱的微小胆管组成。导管结构具有不同程度的扩张，与正常胆管不相通[21]。这些病变的直径为 0.1 ～ 1.5 cm，散布在整个肝实质中，大多是偶然发现。

　　胆管错构瘤在 CT 上显示为多个或无数低密度囊肿样肝结节，直径为 1 ～ 5 cm，遍布于肝叶[21]。MR 在 T1 加权图像上显示微弱的低信号病变，在 T2 加权图像上显示强烈的高信号病变（图 2-14）。增强 CT 或 MR 上可能会显示这些病变的均匀强化[21-23]，并且在 T1 和 T2 加权图像上，大多数可视化的微小病变会随着周围肝实质的增强而变得不可见（图 2-14）。无囊性成分的错构瘤在 CT 和 MR 成像中可能不可见。超声上，肝脏回声纹理粗糙，肝实质内散布着无数微小的点状结节和微小囊肿，结节代表了胆管错构瘤中实性和囊性成分的复合体。这些发现可能与多个彗尾伪影有关（图 2-14）。这些奇怪的伪影是混响伪影，来自充满液体的微小封闭空间[24]。MR 成像是检查胆管错构瘤微小病灶的最佳方式。

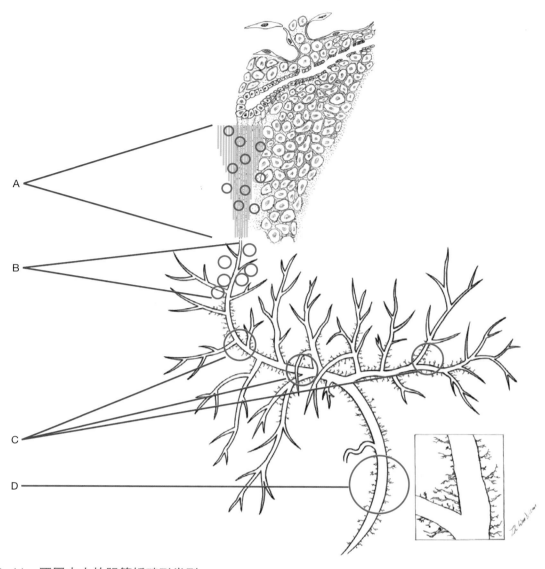

图2-11 不同大小的胆管板畸形类型

A. 小叶间胆管板畸形表现为先天性肝纤维化（黄棕色竖线）和胆管错构瘤（圆圈）。B. 中型胆管板畸形导致多囊肝病（圆圈）。C. 大胆管板畸形导致卡罗利病（圆圈）。D. 肝外管畸形导致胆总管囊肿（圆圈）

改自 Venkatanarasimha N, et al. Imaging features of ductal plate malformations in adults. *Clinical Radiology* 2011; 66: 1086-1093

2.4.3 多囊肝病

多囊肝病一般为大小不等的、不与胆管相通的多发性微小囊肿，弥漫性散布在整个肝脏中。该疾病是一种常染色体显性遗传疾病，通常与多囊肾病相关。就其病理学而言，肝实质被数个大小不同的囊肿广泛取代，囊肿最小可以为显微级别，最大可达到直径 5 cm。囊肿内充满透明液体，内衬有单层扁平的立方状细胞[13, 14]。多囊肝病患者通常无症状，仅在放射学检查中偶然发现，约 70% 的多囊肝病患者同时患有成人多囊肾病。

CT 和 MR 上显示为数个不同大小、含有液体的囊肿，直径从不到 1 毫米到几厘米不等（图 2-15）。半数病例的肝脏明显肿大。从放射学角度看，单个囊肿与单纯性肝囊肿的表现相同，可能与肝内和肝外胆管的弥漫性扩张有关。有报道称该疾病可伴有囊肿壁钙化及多囊肾。肝功能通常未受损，门静脉高压症少见。肝脏受累的严重程度与肾脏受累无关。

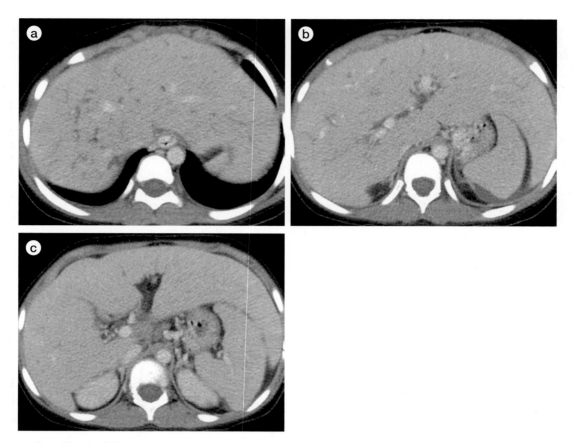

图 2-12　先天性肝纤维化

增强 CT 显示为严重的肝大，左肝叶的外侧和内侧部分明显增大，肝内外周胆管显著扩张。注意门静脉高压引起的胃食管静脉曲张和脾肿大

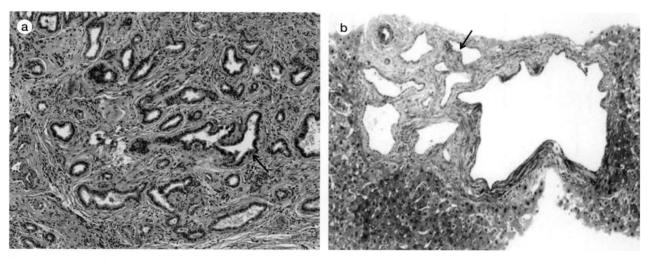

图 2-13　胆管错构瘤 1

(a) 胆管错构瘤，无肉眼可见的囊肿。显微照片显示错构瘤由浸入纤维胶原基质中的杂乱、不规则、增殖的胆管（箭头）组成（HE 染色，×100）。(b) 胆管错构瘤，伴肉眼可见的囊肿。显微照片显示错构瘤由无序增生的胆管（箭头）和囊性扩张的胆管组成（HE 染色，×40）

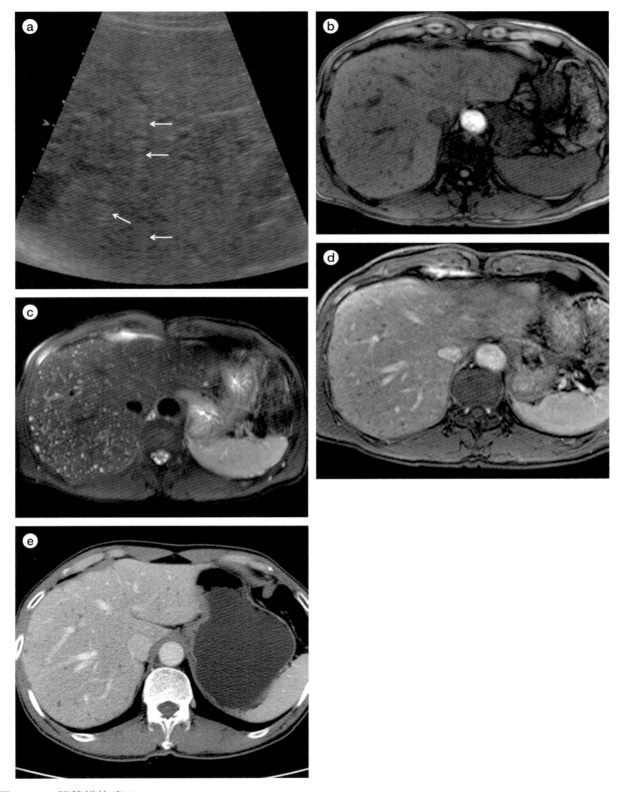

图 2-14 胆管错构瘤 2

(a) 超声显示为多个微小囊肿，其中一些形成彗尾伪影（箭头）。T1 加权（b）和 T2 加权（c）MR 显示为无数微小的囊性病变，直径为 1 ~ 2 mm，散布在整个肝实质中。对比增强 MR（d）和 CT（e）显示为多个囊性病变。由于一些囊性病变得到增强，与周围肝实质的界限变得模糊，因此，囊肿的数量比非增强 MR 图像上少。这反映了胆管错构瘤是由实性和囊性成分组成的复合体

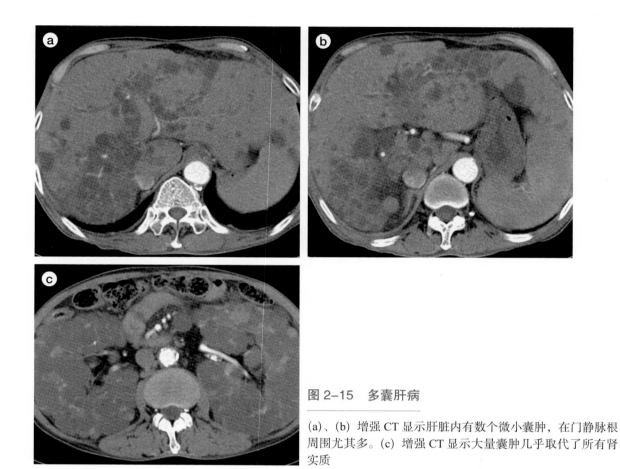

图 2-15　多囊肝病

(a)、(b) 增强 CT 显示肝脏内有数个微小囊肿，在门静脉根周围尤其多。(c) 增强 CT 显示大量囊肿几乎取代了所有肾实质

2.4.4　卡罗利病和卡罗利综合征

卡罗利病的特点是肝内胆管多灶性梭形或囊状扩张，与胆管树相通（图 2-10）。胆管内膜上皮是胆管上皮，其内容物是胆汁。根据卡罗利病的诊断标准，临床上将其分为两型。卡罗利病 Ⅰ 型是指门静脉根周围肝内胆管的孤立性囊性扩张，代表肝内大管的胆管板重塑停滞（图 2-16）。卡罗利病 Ⅱ 型是指胆管囊性扩张合并肝纤维化，即卡罗利综合征[25]（图 2-17），此型常伴有先天性肝纤维化、肝硬化和不同程度的胆道扩张[12, 26]。该疾病与常染色体隐性遗传有关。卡罗利病的临床症状表现为胆管炎反复发作、结石形成、腹痛、高热，可偶见黄疸。在卡罗利病患者中，胆管癌的患病率高于一般人群。

CT 上显示为多个大小不等的囊肿，最大可达 5 cm，与胆管树相通。囊肿内出现强烈强化的小点（"中心点征"），高度提示卡罗利病[27]（图 2-16、图 2-17）。"小点"代表囊内门静脉，其被包埋在囊肿中，并被囊性扩张的胆管中的液体所包围[12-14]。

在 MR 上，囊肿在 T1 加权图像中表现出低信号，在 T2 加权图像中表现出明显的高信号。增强 MR 显示囊肿内门静脉根部增强。MR 上通常能看到扩张的胆管之间的连接，类似于内隔膜[28]，这一发现代表了门静脉根部周围的胆管板壁吸收不充分且畸形。MRCP 显示梭形或囊状空间与扩张的无阻塞肝内胆管相通。囊肿内的结石在 CT 和 MR 上均清晰可见。

2.4.5　胆总管囊肿

胆总管囊肿是胆管（最常见的是肝外胆管）的囊性扩张。据推测，该疾病可能是由于先天性胆管板的吸收不充分[14, 16]，或十二指肠壁内部分胆管和胰管的异常连接所产生的胰液反流入胆管，而引发的胆管变薄和囊性扩张[29, 30]。扩张的胆管管腔内衬有正常的胆道上皮，但由于反复炎症和压力性萎缩，表面上皮经常被剥脱，仅留下纤维壁（图 2-18）。

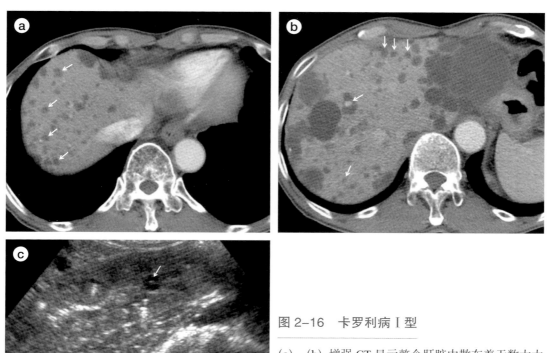

图 2-16 卡罗利病 I 型

(a)、(b) 增强 CT 显示整个肝脏中散布着无数大大小小的囊肿，大小从几毫米到几厘米不等。在一些囊肿中，存在点状增强结构（箭头），表明为门静脉根。(c) 超声显示有几个小囊肿，囊肿内有一个微小的中心点（箭头），反映为囊肿中央的门静脉根

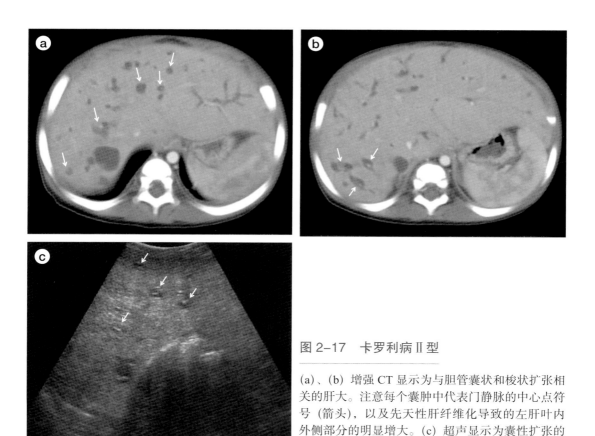

图 2-17 卡罗利病 II 型

(a)、(b) 增强 CT 显示为与胆管囊状和梭状扩张相关的肝大。注意每个囊肿中代表门静脉的中心点符号（箭头），以及先天性肝纤维化导致的左肝叶内外侧部分的明显增大。(c) 超声显示为囊性扩张的胆管，每个囊肿中含有一个门静脉根（箭头）

　　胆总管囊肿在亚洲人群中更为常见。女性与男性的发病比例约为 3 : 1，60% 的病例在 10 岁之前发病。该疾病与胆管或胆囊癌、结石形成、胆管炎和梗阻性黄疸的发生有关。

　　胆总管囊肿可能涉及肝内和肝外胆管的任何部分。外谷（Todani）等人提出的胆总管囊肿形态学分类被广为接受[31]（图 2-19）。根据这一分类，大多数囊肿都属于肝外胆管的囊状或梭状扩张（Ⅰ型），占此类囊肿总数的 80% ～ 90%。而憩室样囊性扩张（Ⅱ型）或胆总管膨出（Ⅲ型）很少见。

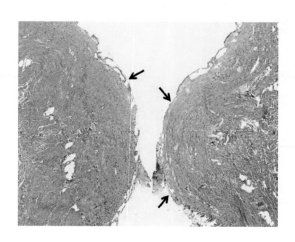

图 2-18　胆总管囊肿 1

囊肿壁的显微照片显示上皮剥脱（箭头），仅留下纤维壁（HE 染色，×40）

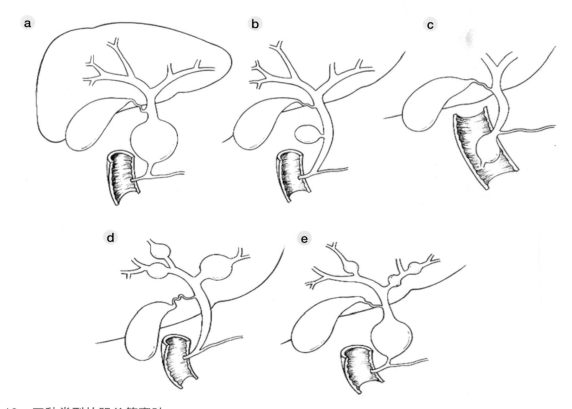

图 2-19　五种类型的胆总管囊肿

(a) Ⅰ型：肝外管的梭状胆总管囊肿。(b) Ⅱ型：憩室样胆总管囊肿。(c) Ⅲ型：十二指肠壁内段胆总管囊肿。(d) Ⅳ型：肝内和肝外胆总管囊肿。(e) Ⅴ型：肝内胆总管囊肿

改自 Mortele KR, et al. Multimodality imaging of pancreatic and biliary congenital anomalies. Radiographics 2006; 26: 715-731

通过影像学检查进行形态学评估对诊断和治疗胆总管囊肿至关重要。事实上，影像学检查是诊断胆总管囊肿的唯一方法。CT、MRCP 和标准胆管造影显示部分胆管呈囊状、梭状或憩室状扩张（图 2-20 ～图 2-22）。近端胆管和肝内胆管的轻度或中度扩张通常同时出现。通过成像可以看到胆泥、结石或肿瘤。胆总管囊肿是胆总管壁内段的囊状扩张（图 2-23）。与膀胱输尿管囊肿一样，胆总管囊肿也会向十二指肠腔内膨出。胆总管囊肿是诱发胆管癌的因素之一（图 2-24）。

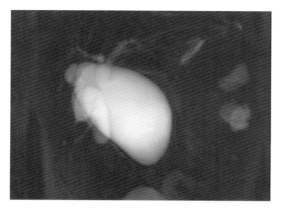

图 2-20　Ⅰ型胆总管囊肿 1

MRCP 显示肝外管出现大的卵圆形囊状扩张，左右肝内胆管被动扩张

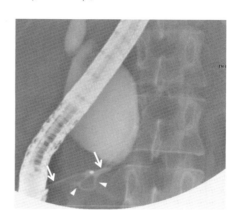

图 2-21　Ⅰ型胆总管囊肿 2

ERCP 显示肝外管中部呈囊状扩张。注意长壶腹（箭头之间的公共通道）和特异的副胰管（三角箭头）

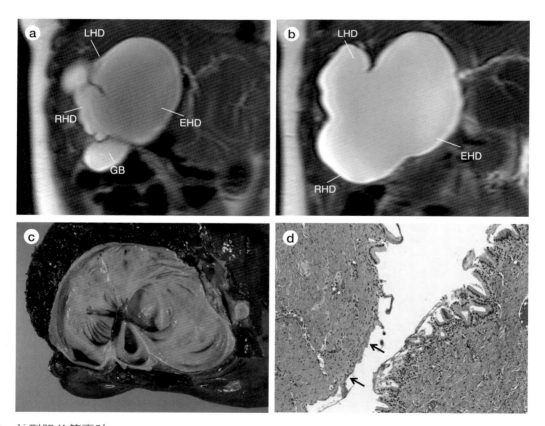

图 2-22　Ⅴ型胆总管囊肿

（a）、（b）MRCP 显示 RHD、LHD 及 EHD 呈囊状扩张，外周肝内管和 GB 未扩张。（c）囊肿内侧面的切除标本显示为扩张的左右肝管。（d）囊肿壁的显微照片显示胆管壁纤维壁增厚，柱状上皮细胞部分剥脱（箭头）（HE 染色，×100）
RHD：右肝管；LHD：左肝管；EHD：肝外管；GB：胆囊

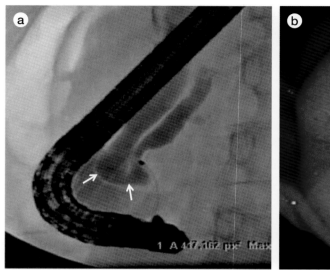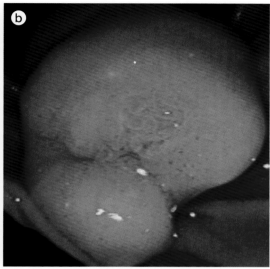

图 2-23　胆总管囊肿 2

(a) ERCP 显示壶腹部呈球状扩张（箭头）。(b) 十二指肠内窥镜检查显示胆总管膨出并进入十二指肠腔

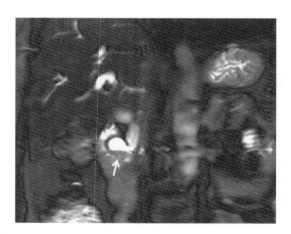

图 2-24　胆总管囊肿继发癌变

冠状位 MRCP 显示胆总管囊肿内有一个小肿块（箭头）

本章参考文献

[1]   Wellwood JM, Madara JL, Cady B, Haggitt RC. Large intrahepatic cysts and pseudocysts. Pitfalls in diagnosis and treatment. Am J Surg. 1978;135:57–64.

[2]   Madariaga JR, Iwatsuki S, Starzl TE, Todo S, Selby R, Zetti G. Hepatic resection for cystic lesions of the liver. Ann Surg. 1993;218:610–4.

[3]   Lewin M, Mourra N, Honigman I, et al. Assessment of MRI and MRCP in diagnosis of biliary cystadenoma and cystadenocarcinoma. Eur Radiol. 2006;16:407–13.

[4]   Kadoya M, Matsui O, Nakanuma Y, et al. Ciliated hepatic foregut cyst: radiologic features. Radiology. 1990;175: 475–7.

[5]   Terada T, Nakanuma Y. Pathological observations of intrahepatic peribiliary glands in 1,000 consecutive autopsy livers. III. Survey of necroinflammation and cystic dilatation. Hepatology. 1990;12:1229–33.

[6] Nakanuma Y. Peribiliary cysts: a hitherto poorly recognized disease. J Gastroenterol Hepatol. 2001;16:1081–3.

[7] Itai Y, Ebihara R, Tohno E, et al. Hepatic peribiliary cysts: multiple tiny cysts within the larger portal tract, hepatic hilum, or both. Radiology. 1994;191:107–10.

[8] Lim JH, Zen Y, Jang KT, Kim YK, Nakanuma Y. Cyst-forming intraductal papillary neoplasm of the bile ducts: description of imaging and pathologic aspects. AJR Am J Roentgenol. 2011;197:1111–20.

[9] Nakanishi Y, Zen Y, Hirano S, et al. Intraductal oncocytic papillary neoplasm of the bile duct: the first case of peribiliary gland origin. J Hepatobiliary Pancreat Surg. 2009;16:869–73.

[10] Marchal GJ, Desmet VJ, Proesmans WC, et al. Caroli disease: high-frequency US and pathologic findings. Radiology. 1986;158:507–11.

[11] Raynaud P, Tate J, Callens C, et al. A classification of ductal plate malformations based on distinct pathogenic mechanisms of biliary dysmorphogenesis. Hepatology. 2011;53:1959–66.

[12] Desmet VJ. What is congenital hepatic fibrosis? Histopathology. 1992;20:465–77.

[13] Bosniak MA, Ambos MA. Polycystic kidney disease. Semin Roentgenol. 1975;10:133–43.

[14] Brancatelli G, Federle MP, Vilgrain V, Vullierme MP, Marin D, Lagalla R. Fibropolycystic liver disease: CT and MR imaging findings. Radiographics. 2005;25:659–70.

[15] Jemal A, Siegel R, Ward E, Murray T, Xu J, Thun MJ. Cancer statistics, 2007. CA Cancer J Clin. 2007;57:43–66.

[16] Summerfield JA, Nagafuchi Y, Sherlock S, Cadafalch J, Scheuer PJ. Hepatobiliary fibropolycystic diseases. A clinical and histological review of 51 patients. J Hepatol. 1986;2:141–56.

[17] Iwai N, Yanagihara J, Tokiwa K, Shimotake T, Nakamura K. Congenital choledochal dilatation with emphasis on pathophysiology of the biliary tract. Ann Surg. 1992;215:27–30.

[18] Babbitt DP, Starshak RJ, Clemett AR. Choledochal cyst: a concept of etiology. Am J Roentgenol Radium Ther Nucl Med. 1973;119:57–62.

[19] Barwick KW, Rosai J. Liver. In: Rosai J, editor. Ackerman's surgical pathology. 8th ed. St. Louis: Mosby; 1966. p. 913–5.

[20] Duffy A, Capanu M, Abou-Alfa GK, et al. Gallbladder cancer (GBC): 10-year experience at Memorial Sloan-Kettering Cancer Centre (MSKCC). J Surg Oncol. 2008;98:485–9.

[21] Mortele KJ, Ros PR. Cystic focal liver lesions in the adult: differential CT and MR imaging features. Radiographics. 2001;21:895–910.

[22] Semelka RC, Hussain SM, Marcos HB, Woosley JT. Biliary hamartomas: solitary and multiple lesions shown on current MR techniques including gadolinium enhancement. J Magn Reson Imaging. 1999;10:196–201.

[23] Slone HW, Bennett WF, Bova JG. MR findings of multiple biliary hamartomas. AJR Am J Roentgenol. 1993;161:581–3.

[24] Kremkau FW, Taylor KJ. Artifacts in ultrasound imaging. J Ultrasound Med. 1986;5:227–37.

[25] Misra S, Chaturvedi A, Misra NC, Sharma ID. Carcinoma of the gallbladder. Lancet Oncol. 2003;4:167–76.

[26] Desmet VJ. Congenital diseases of intrahepatic bile ducts: variations on the theme "ductal plate malformation". Hepatology. 1992;16:1069–83.

[27] Choi BI, Yeon KM, Kim SH, Han MC. Caroli disease: central dot sign in CT. Radiology. 1990;174:161–3.

[28] Zangger P, Grossholz M, Mentha G, Lemoine R, Graf JD, Terrier F. MRI findings in Caroli's disease and intrahepatic pigmented calculi. Abdom Imaging. 1995;20:361–4.

[29] Todani T, Watanabe Y, Fujii T, Toki A, Uemura S, Koike Y. Cylindrical dilatation of the choledochus: a special type of congenital bile duct dilatation. Surgery. 1985;98:964–9.

[30] Okada A, Nakamura T, Higaki J, Okumura K, Kamata S, Oguchi Y. Congenital dilatation of the bile duct in 100 instances and its relationship with anomalous junction. Surg Gynecol Obstet. 1990;171:291–8.

[31] Todani T, Watanabe Y, Narusue M, Tabuchi K, Okajima K. Congenital bile duct cysts: classification, operative procedures, and review of thirty-seven cases including cancer arising from choledochal cyst. Am J Surg. 1977;134:263–9.

第三章　囊性肿瘤

3.1　黏液性囊性肿瘤

黏液性囊性肿瘤起源于胆管上皮，多表现为包含许多隔膜的多房性囊肿，偶见内无隔膜的单房性囊肿。此类肿瘤多起源于肝内胆管上皮，常在肝脏内被发现，极少数情况下，可发生在肝外胆管上皮。胆道黏液性囊性肿瘤并不常见，多见于成人，好发于中年女性。

组织病理学上，黏液性囊性肿瘤由单层立方或高柱状黏蛋白分泌细胞组成。根据细胞异型性，组织病理学分为低、中、高级别。浸润性癌可发生在黏液性囊性肿瘤中，大多数浸润性癌为管状腺癌。

在上皮细胞下方，有一条类似于卵巢样间质的紧密结合的梭形细胞带，其存在是黏液性囊性肿瘤病理诊断的前提[1]（图 3-1）。由于卵巢样间质的存在，黏液性囊性肿瘤的包膜相当厚。在囊内，厚隔膜将单个囊肿分成多个腔。囊内可能有息肉样或乳头状突起，代表着具有纤维血管核心的非典型上皮的乳头状增生[2]。这些囊内通常含有黏液性液体，有时也可能充满浆液性液体。多数情况下，囊腔与胆管并不相通[1, 3]。

黏液性囊性肿瘤是一种惰性病变，病程较长，生长缓慢，逐渐变大。它们可以在多年内发展为浸润性癌，并最终成为具有管状乳头状或管状生长模式的浸润性腺癌[1]。在某些情况下，恶性病灶可能散布在潜在的良性成分上。事实上，良性和恶性成分可能共存，从而产生不同程度的恶性肿瘤。

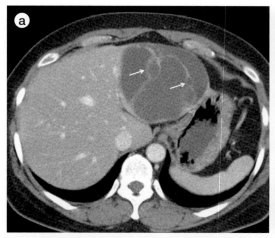
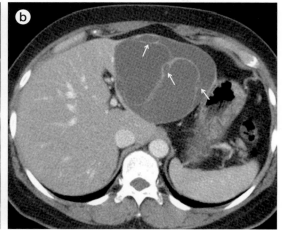
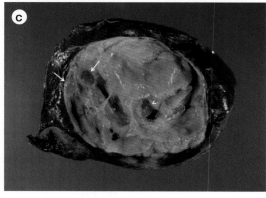

图 3-1　良性黏液性囊性肿瘤 1

(a)、(b) 增强 CT 显示位于肝左叶外侧段有一个较大的囊性肿物，其具有特征性的厚包膜和多个强化的弧形隔膜（箭头）。可见多个圆形或椭圆形的小子囊（箭头）附着在包膜或隔膜上。(c) 切除标本显示囊内有多个隔膜和子囊（箭头）

黏液性囊性肿瘤旧称胆管囊腺瘤或囊腺癌[4-7]。然而，根据世界卫生组织的新标准[1, 2, 8]，具有卵巢样间质的囊性肿瘤被称为"肝脏黏液性囊性肿瘤"，取代了"胆管囊腺瘤或囊腺癌"的术语，而没有卵巢样间质的囊性肿瘤很可能是胆管导管内乳头状肿瘤的囊性变异。肝脏黏液性囊性肿瘤大多与胆管不相通，而胆管囊性乳头状肿瘤既可能与胆管相通，也可能不相通[1, 3, 4]。目前认为黏液性囊性肿瘤起源于胆管周围腺体[1, 3, 4]。

3.1.1 良性黏液性囊性肿瘤

良性黏液性囊性肿瘤表现为孤立的多房性囊性肿块，具有边界清楚的宽厚纤维包膜，内含透明液体[5-9]（图 3-2）。肿块的尺寸通常很大，直径为 2.5 ～ 20 cm。当肿块被肝实质包围时，纤维包膜可能无法显示。囊性肿瘤通常是被厚度小于 0.5 mm 的、厚而均匀的弧形隔膜所分开的多房性肿块（图 3-1、图 3-2），有时几乎不可见（图 3-3）。其内可能有多个子囊肿，表现为囊内囊肿（图 3-1 ～图 3-3）。当隔膜非常薄时，超声检查比 CT 或 MR 能更好地显示这些病变（图 3-3）。有的黏液性囊性肿瘤可能没有隔膜或囊内囊肿，而大的单纯性肝囊肿内部可能有隔膜[10]，但仍不易鉴别两者[10]。增厚的纤维包膜是黏液性囊性肿瘤的特征表现，而在单纯性囊性肿瘤中，包膜并不清晰可见。黏液性囊性肿瘤的纤维包膜或隔膜内可能会有钙沉积。囊性肿瘤的内容物可以是浆液性或黏液性的，因此，CT 衰减值和 MR 信号强度可能会因各分隔腔的内容物不同而有所差异（图 3-2）。囊肿壁或隔膜中存在乳头状赘生物或息肉样壁结节已经有所报道，但在良性黏液性囊性肿瘤中很少见。

3.1.2 恶性黏液性囊性肿瘤

恶性黏液性囊性肿瘤表现为被厚囊覆盖的单个囊性肿块。肿块包含多个厚隔膜、壁结节，以及附着在囊肿壁或隔膜上的息肉样或真菌性肿瘤[4-6]（图 3-4）。与良性黏液性囊性肿瘤相比，粗厚的隔膜或包膜钙化在恶性黏液性囊性肿瘤中更为常见（图 3-5）。隔膜和壁结节或乳头状突起通常在对比增强 CT 或 MR 上得到增强。通过超声检查可以清楚地看到薄或厚的隔膜和实性结节。根据固体成分、出血与否和蛋白质含量，在 T1 和 T2 加权图像上可以看到不同的 CT 衰减值和 MR 信号强度。

良性和恶性黏液性囊性肿瘤可根据图像表现来区分[5-7]。附着在包膜或隔膜上的壁结节或赘生物是恶性黏液性囊性肿瘤最令人信服的影像学表现。包膜或隔膜的钙化更常见于恶性黏液性囊性肿瘤（图 3-6）。对于治疗来说，区分良恶性的意义不大，因为无论其恶性程度如何，黏液性囊性肿瘤都应被切除。

起源于肝外胆管的黏液性囊性肿瘤很少见，占黏液性囊性肿瘤的比例小于 10%。最常见的症状是胆道梗阻和黄疸。与肝内黏液性囊性肿瘤一样，肝外黏液性囊性肿瘤表现为单房或多房囊性肿块，肝外胆管内有内部隔膜和附壁结节（图 3-7）。

肝包虫病又称棘球蚴病，是人感染动物绦虫的幼虫所致的疾病。幼虫通过门静脉进入肝脏，发育成具有厚囊的小单房囊肿。它们缓慢生长而形成包含多个分隔的子囊肿的大囊肿[11]（图 3-8 ～图 3-11）。棘球蚴囊肿非常类似于肝囊肿性疾病，如单纯性囊肿、黏液性囊性肿瘤、脓肿、出血性囊肿或实体瘤的囊性坏死。

3.2 胆管导管内乳头状肿瘤的囊性病变

胆管导管内乳头状肿瘤可能表现为囊性肿瘤，并具有与黏液性囊性肿瘤相似的外观。在本书 6.3.4 中详细描述了囊肿形成型胆管导管内乳头状肿瘤。在囊肿形成型的胆管导管内乳头状肿瘤中，囊内壁结节和突起更为明显且较大，形状比黏液性囊性肿瘤更不规则，具有更明显的乳头状外观[12]（图 3-12）。黏液性囊性肿瘤最具特征性的表现是明确、多发、均匀的内隔膜和嵌套囊肿（图 3-1 ～图 3-3），而胆管导管内乳头状肿瘤囊性病变的隔膜则呈现不规则且不均匀的特点（图 3-13 ～图 3-15）。这是因为黏液性囊性肿瘤的隔膜形状像铅笔般锋利且厚度均匀，而囊肿形成型胆管导管内乳头状肿瘤的隔膜是乳头状肿瘤的一部分，因此其呈现出粗糙的乳头状表面（图 3-16）。囊肿形成型胆管导管内乳头状肿瘤没有嵌套囊肿的表现。

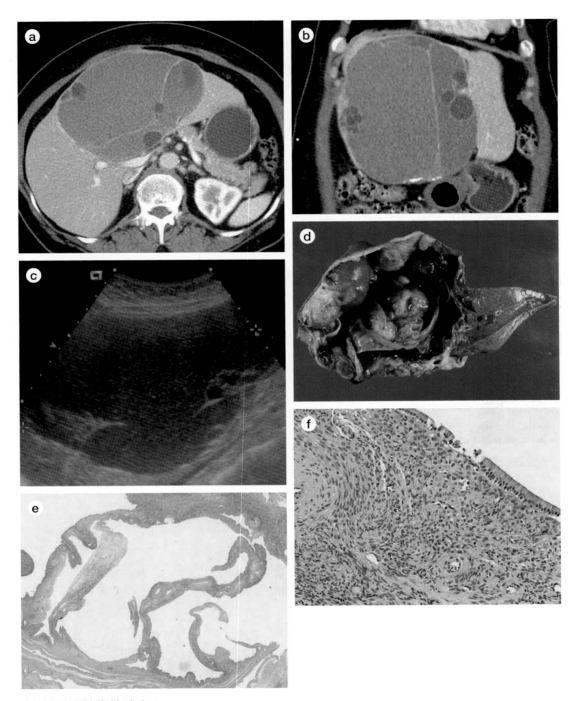

图 3-2　良性黏液性囊性肿瘤 2

轴向（a）和冠状位（b）增强 CT 显示有一个巨大的囊肿，并伴有多个隔膜和子囊肿。由于其中液体成分的不同，各个腔的 CT 衰减值也不同。大腔含有黏蛋白，小腔含有浆液性液体。包膜内可见数个钙化灶。(c) 超声显示为隔膜和子囊肿。(d) 切除标本显示为一个大的囊肿及许多子囊肿。(e) 囊块表现为不包含壁结节的多隔膜囊肿（HE 染色，×1）。(f) 显微镜下可见囊内柱状上皮细胞及上皮下的梭形间充质细胞（卵巢样间质），这是黏液性囊性肿瘤的特征性表现（HE 染色，×200）

　　囊性病变和胆管之间的相通是区分囊肿形成型胆管导管内乳头状肿瘤和黏液性囊性肿瘤的另一种方法 [1-3]。在黏液性囊性肿瘤中，囊肿和胆管之间没有相通，而在囊肿形成型胆管导管内乳头状肿瘤中，有一半的肿瘤可能存在相通 [4]。在这些情况下，胆管中存在的大量黏蛋白导致胆管扩张 [2, 12, 13]（图 3-14）。在 ERCP 上，可能发现多个细长或意大利面条状的可移动充盈缺损。

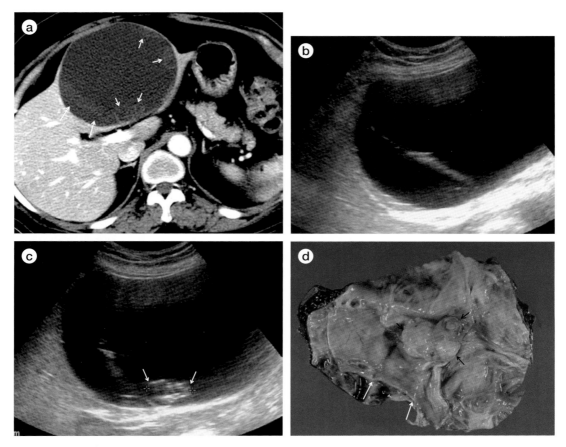

图 3-3 良性黏液性囊性肿瘤 3

(a) 增强 CT 显示有一个圆形囊肿，其具有几乎不可见的隔膜（长箭头）和多个附着在厚包膜上的小子囊肿（短箭头）。(b)、(c) 超声显示为明显的隔膜和小的子囊肿（箭头）。(d) 切除标本显示为囊性肿瘤内部的长隔膜（白色长箭头）和小的子囊肿（黑色短箭头）

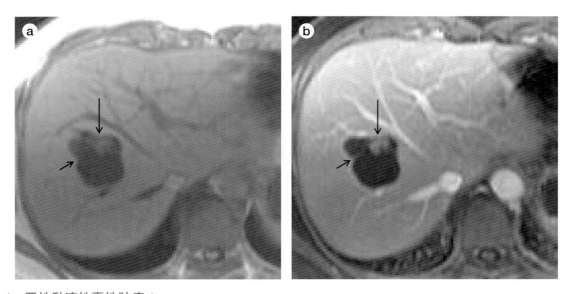

图 3-4 恶性黏液性囊性肿瘤 1

增强前（a）和增强后（b）MR 显示有一个不规则的、强化的小肿瘤，具有附着在囊肿壁上的乳头状外观（长箭头）。注意有一个清晰可见的隔膜（短箭头）

本图由韩国首尔世福兰斯医院的金元明（Myung Jin Kim）提供

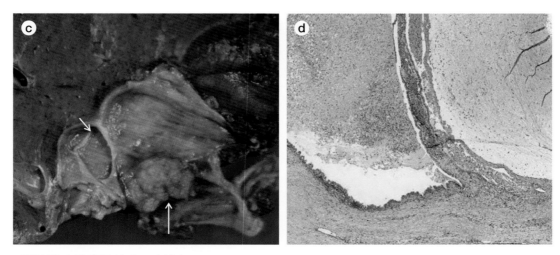

图 3-4　恶性黏液性囊性肿瘤 1（续）

（c）切除标本显示有一个隔膜（短箭头）和一个具有乳头状外观的小肿瘤（长箭头）。（d）显微镜下可见伴原位癌的恶性黏液性囊性肿瘤具有厚隔膜和上皮下卵巢样间质结构（HE 染色，×40）

本图由韩国首尔世福兰斯医院的金元明（Myung Jin Kim）提供

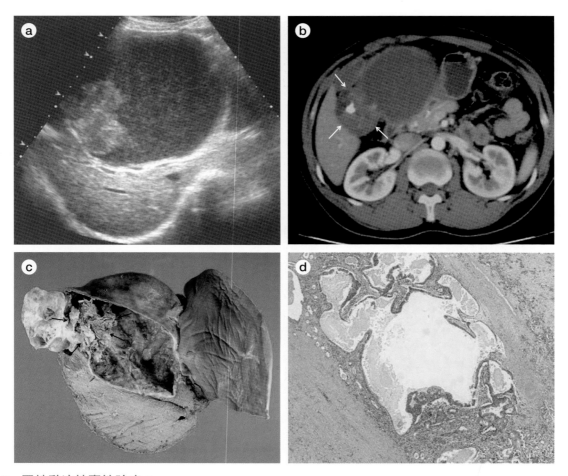

图 3-5　恶性黏液性囊性肿瘤 2

（a）超声显示有一个含有液体的大囊肿和一个不规则的大壁结节。（b）增强 CT 显示为实性结节（箭头）和钙化灶。（c）切除标本显示为厚囊肿壁和不规则的实性结节（箭头），囊肿内部的不规则性是由液体排空后的囊肿壁褶皱所致。（d）显微镜下可见恶性黏液性囊性肿瘤，伴有浸润性肿瘤腺体进入卵巢样间质（HE 染色，×40）

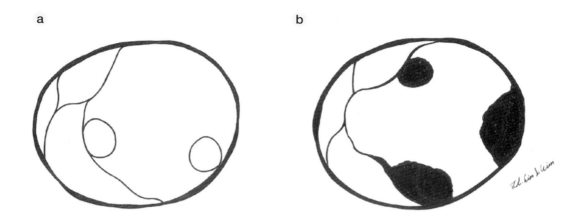

图 3-6　良性和恶性黏液性囊性肿瘤的示意图

(a) 在良性黏液性囊性肿瘤中,隔膜和子囊肿的囊肿壁厚度均匀,形状呈铅笔尖状。(b) 在恶性黏液性囊性肿瘤中,隔膜明显较厚且不规则。此外,恶性肿瘤中还存在实壁结节

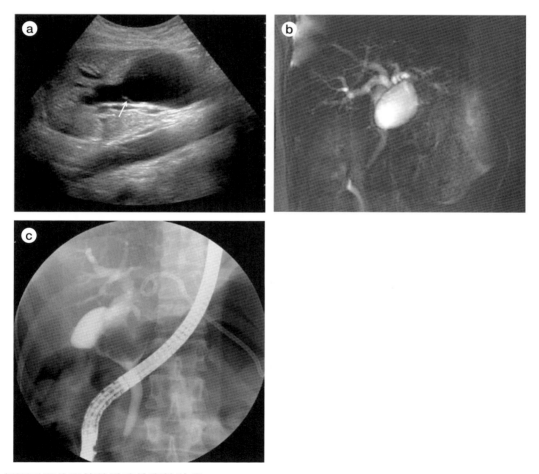

图 3-7　起源于肝外胆管的黏液性囊性肿瘤

超声 (a)、MRCP (b) 和胆管造影 (c) 显示有一个椭圆形囊性病变,导致肝外胆管呈气球样扩张;可见囊肿和胆管之间的薄壁(箭头)

本图获得授权转载自 Biliary tract and gallbladder. Haaga JR ed. CT and MRI of the whole body. Mosby 2009, p. 1401

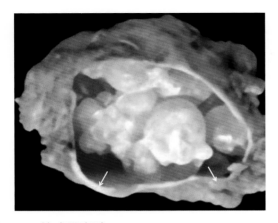

图 3-8　棘球蚴囊肿 1

切除标本显示囊肿呈卵圆形，被厚包膜覆盖，包膜内含有许多子囊肿；可见生发层（箭头）和子囊壁的白色透明膜
本图获得授权转载自 Czermak BV, et al. Echinococcosis of the liver. Abd Imaging 2008; 33: 133–143

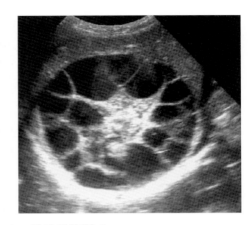

图 3-9　棘球蚴囊肿 2

超声显示为蜂窝状或轮状囊肿，代表子囊肿
本图获得授权转载自 Czermak BV, et al. Echinococcosis of the liver. Abd Imaging 2008; 33: 133–143

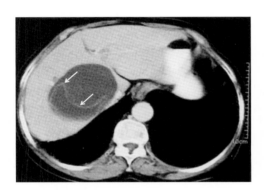

图 3-10　棘球蚴囊肿 3

增强 CT 显示有一个大囊肿，内含弧形的隔膜（箭头），表明生发层的退化
本图获得授权转载自 Czermak BV, et al. Echinococcosis of the liver. Abd Imaging 2008; 33: 133–143

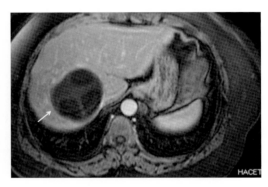

图 3-11　棘球蚴囊肿 4

增强 MR 显示有一个大囊肿（箭头），被厚隔膜分隔成四个子囊肿
本图获得授权转载自 Czermak BV, et al. Echinococcosis of the liver. Abd Imaging 2008; 33: 133–143

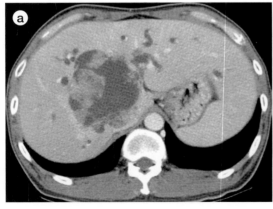
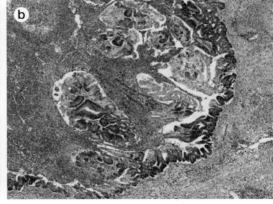
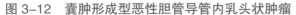

图 3-12　囊肿形成型恶性胆管导管内乳头状肿瘤

（a）增强 CT 显示有一个大的囊性肿瘤，具有多个大壁结节，表面呈乳头状。肝内胆管扩张，并与囊性肿瘤相通。（b）活检标本的显微照片显示为由胆管导管内乳头状肿瘤引起的浸润性管状腺癌

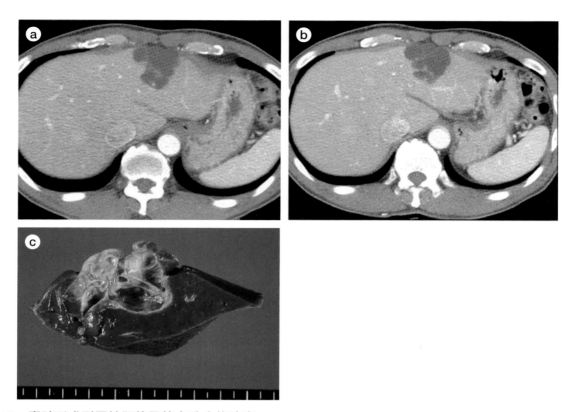

图 3-13   囊肿形成型恶性胆管导管内乳头状肿瘤

(a)、(b) 增强 CT 显示为分叶状囊性病变，包含多个隔膜和表面呈乳头状的小壁结节。注意隔膜不规则，厚度不均匀。
(c) 切除标本显示病变由囊性部分、不规则隔膜和实性部分组成

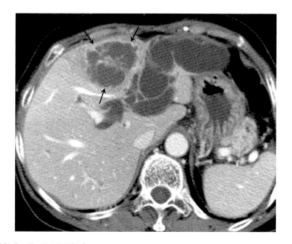

图 3-14   囊肿形成型良性胆管内乳头状肿瘤

CT 显示有一个明确的不规则囊性病变，包含多个隔膜（箭头）。注意隔膜的厚度不像黏液性囊性肿瘤那样均匀。由于黏蛋白过多，左肝叶的外侧段被重度扩张的胆管占据
本图由韩国首尔峨山医疗中心的边在浩（Jae Ho Byun）提供

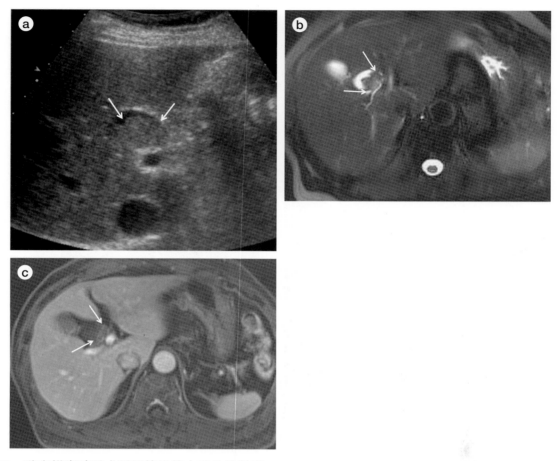

图 3-15   憩室样囊肿形成型胆管导管内乳头状肿瘤

(a) 超声检查显示肝脏中有一个包含乳头状病变的囊肿（箭头）。T2 加权（b）和增强（c）MR 显示肝脏中有一个包含轻度增强乳头状病变的囊肿（箭头）

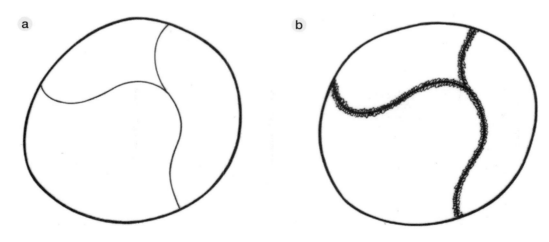

图 3-16   胆道囊性肿瘤中的隔膜

黏液性囊性肿瘤（a）和囊肿形成型胆管导管内乳头状肿瘤（b）的典型隔膜。由于囊肿形成型胆管导管内乳头状肿瘤中的隔膜是乳头状肿瘤的一部分，因此是较厚、不规则、粗糙或乳头状的

3.3 实体瘤囊性坏死

某些实体瘤的快速生长可能会导致坏死或囊性改变[5]。这一过程可见于神经内分泌肿瘤（图3-17）、结直肠黏液样癌、卵巢囊腺癌、肉瘤和黑色素瘤的转移。在极少数情况下，肝血管瘤可能会坏死（图3-18）。超声造影、CT和MR增强扫描通常显示多个肿瘤赘生物沿着囊肿内壁呈显著增强，反映为有活性的肿瘤伴中心坏死。间充质错构瘤（图3-19）和未分化胚胎肉瘤（图3-20）因其含有的黏液样成分可能看起来像囊性肿瘤。

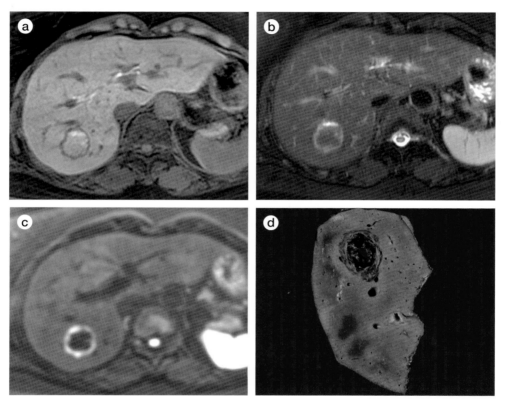

图3-17 转移性神经内分泌肿瘤（出血性坏死）

T1加权（a）和T2加权（b）MR显示为具有厚囊的圆形囊肿，囊肿包含反映为两种不同液体成分的液体平面。（c）扩散加权MR（B_0=800）显示由存活肿瘤组成的厚包膜。（d）切除标本显示转移性神经内分泌肿瘤的显著囊性坏死

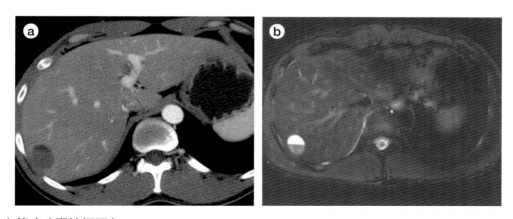

图3-18 血管瘤（囊性坏死）

CT（a）和MR（b）显示为具有液体平面的小囊性病变

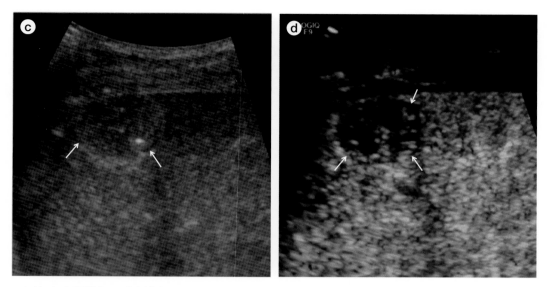

图 3-18　血管瘤（囊性坏死）（续）

(c) 灰阶超声显示囊肿边缘光滑、界限清楚，含有回声碎片（箭头）。注意后部声学增强显示有含液体的病变。(d) 对比增强超声显示为几个点状增强的内部结构，特别是在外围部分，反映了主要部分的坏死和外围残留的微小血管湖（箭头）

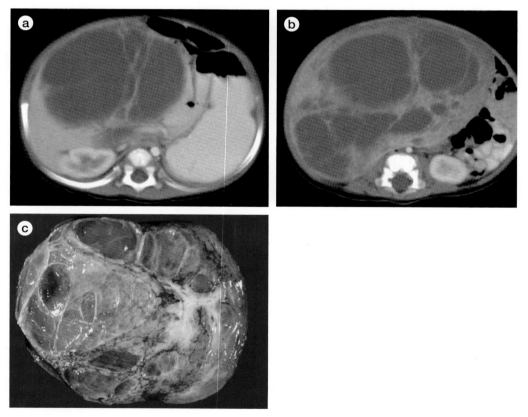

图 3-19　间充质错构瘤

(a)、(b) 增强 CT 显示有一个大的多房囊性肿瘤。该物质由许多大小不一的独立腔室组成，这些腔室被多个厚隔膜、薄隔膜及固体成分分隔开，囊腔充满浆液。(c) 切除标本显示为一个巨大的囊性肿块，由充满黏液和浆液的多房腔组成，被无数薄厚不一的隔膜分隔开

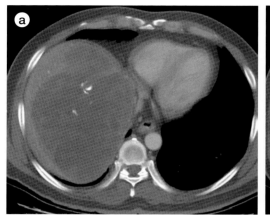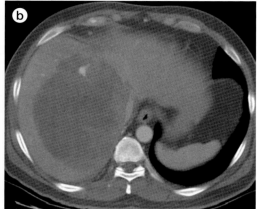

图 3-20 未分化胚胎肉瘤

增强 CT 显示有一个边界清晰的大肿块，由中心低衰减和外围不规则增强的赘生物组成。低衰减部分存在多个钙化灶，表明低衰减部分并非囊性或坏死，这是因为有很多黏液样成分存在其中

本章参考文献

[1] Tsui WMS, Adsay NV, Crawford JM, et al. Mucinous cystic neoplasms of the liver. In: Bosman FT, Caneiro F, Hurba RH, Theise MD, editors. WHO classification of tumours of digestive system. Lyon, France: International Agency for Research on Cancer Press; 2010.

[2] Zen Y, Pedica F, Patcha VR, et al. Mucinous cystic neoplasms of the liver: a clinicopathological study and comparison with intraductal papillary neoplasms of the bile duct. Mod Pathol. 2011;24:1079–89.

[3] Zen Y, Fujii T, Itatsu K, et al. Biliary cystic tumors with bile duct communication: a cystic variant of intraductal papillary neoplasm of the bile duct. Mod Pathol. 2006;19:1243–54.

[4] Lim JH, Zen Y, Jang KT, Kim YK, Nakanuma Y. Cyst-forming intraductal papillary neoplasm of the bile ducts: description of imaging and pathologic aspects. AJR Am J Roentgenol. 2011;197:1111–20.

[5] Mortele KJ, Ros PR. Cystic focal liver lesions in the adult: differential CT and MR imaging features. Radiographics. 2001;21:895–910.

[6] Buetow PC, Buck JL, Pantongrag-Brown L, et al. Biliary cystadenoma and cystadenocarcinoma: clinical-imaging-pathologic correlations with emphasis on the importance of ovarian stroma. Radiology. 1995;196:805–10.

[7] Korobkin M, Stephens DH, Lee JK, et al. Biliary cystadenoma and cystadenocarcinoma: CT and sonographic findings. AJR Am J Roentgenol. 1989;153:507–11.

[8] Klimstra DS, Lam AK, Paradis V, Schirmacher P. Tumors of the gallbladder and extrahepatic bile ducts. In: Basman FT, Caneiro F, Hurban RH, Theise ND, editors. WHO classification of tumours of digestive system. Lyon, France: International Agency for Research on Cancer Press; 2019. p. 266–94.

[9] Lewin M, Mourra N, Honigman I, et al. Assessment of MRI and MRCP in diagnosis of biliary cystadenoma and cystadenocarcinoma. Eur Radiol. 2006;16:407–13.

[10] Kim JY, Kim SH, Eun HW, et al. Differentiation between biliary cystic neoplasms and simple cysts of the liver: accuracy of CT. AJR Am J Roentgenol. 2010;195:1142–8.

[11] Pedrosa I, Saiz A, Arrazola J, Ferreiros J, Pedrosa CS. Hydatid disease: radiologic and pathologic features and complications. Radiographics. 2000;20:795–817.

[12] Kim H, Lim JH, Jang KT, et al. Morphology of intraductal papillary neoplasm of the bile ducts: radiologic-pathologic correlation. Abdom Imaging. 2011;36:438–46.

[13] Nakanishi Y, Zen Y, Hirano S, et al. Intraductal oncocytic papillary neoplasm of the bile duct: the first case of peribiliary gland origin. J Hepatobiliary Pancreat Surg. 2009;16:869–73.

第四章　胆管良性肿瘤

4.1　胆管肿瘤的分类

现有的几种胆管肿瘤的分类法中，最为广泛接受的是世界卫生组织的标准[1, 2]（表4-1）。腺癌、胆管导管内乳头状肿瘤和黏液性囊性肿瘤约占肝内和肝外胆管肿瘤总数的95%。

表4-1　世界卫生组织对肝内和肝外胆管肿瘤的分类（改自参考文献[2]）

分类	亚分类
良性肝细胞肿瘤	肝细胞腺瘤：HNF1A-失活型肝细胞腺瘤，炎性肝细胞腺瘤，β-连环蛋白激活型肝细胞腺瘤，β-连环蛋白激活型炎性肝细胞腺瘤
良性胆管肿瘤及其前驱病变	胆管腺瘤
	纤维腺瘤（非特指型）
	低级别胆管上皮内瘤变
	高级别胆管上皮内瘤变
	胆管内乳头状瘤伴低级别上皮内瘤变
	胆管内乳头状瘤伴高级别上皮内瘤变
	胆管内乳头状瘤伴浸润性癌
	黏液性囊性肿瘤伴低级别上皮内瘤变
	黏液性囊性肿瘤伴高级别上皮内瘤变
	黏液性囊性肿瘤伴浸润性癌
恶性肝细胞肿瘤及其癌前病变	肝细胞癌（非特指型）：纤维板层型肝细胞癌，硬化型肝细胞癌，透明细胞型肝细胞癌，脂肪肝样肝细胞癌，巨梁块状型肝细胞癌，嫌色型肝细胞癌，富中性粒细胞型肝细胞癌，富淋巴细胞型肝细胞癌
	肝母细胞瘤（非特指型）
恶性胆管肿瘤	胆管细胞癌：肝内大胆管细胞癌，肝内小胆管细胞癌
	未分化癌（非特指型）
	混合型肝细胞癌－胆管癌
	神经内分泌肿瘤（非特指型）：1级神经内分泌肿瘤，2级神经内分泌肿瘤，3级神经内分泌肿瘤
	神经内分泌癌（非特指型）：大细胞神经内分泌癌，小细胞神经内分泌癌
	混合型神经内分泌－非神经内分泌肿瘤

4.2　胆管良性肿瘤

4.2.1　胆管腺瘤

孤立性胆管腺瘤表现为边界清楚、直径小于 1 cm 的小肿块（图 4-1），最常见于肝包膜下，在肝内胆管中少见。组织学上，胆管腺瘤由小管状结构组成，管腔很小或不可见，常伴随炎症和（或）纤维化。关于胆管腺瘤的性质是归属于肿瘤还是错构瘤仍存争议，但因其良性的生物学行为，一些作者将其归为良性胆管增生[3]。胆管腺瘤并非胆管癌的癌前病变，它与胆管乳头状肿瘤是不同类别，后者包括肝外胆管管状、乳头状和管状乳头状腺瘤，以及肝内胆管导管内乳头状肿瘤。

4.2.2　胆管乳头状瘤病

胆管乳头状瘤病是发生在肝内或肝外胆管的乳头状或绒毛状肿瘤，其具有细胞学和组织学上的异型表现。但这些异型表现并不构成诊断恶性肿瘤的充分依据，根据 2010 年世界卫生组织的肿瘤分类，其被归类为胆管导管内乳头状肿瘤[1]。本书将在第六章对此进行描述。

质脆的乳头状肿瘤出现在胆管内表面时，可能引起肿瘤沿胆管树广泛扩散（图 4-2 ～图 4-4）。尽管这些肿瘤不会引起胆管梗阻，但可能会在不同范围内沿胆管表面扩散，产生大量黏液，从而导致整个胆管树的非梗阻性扩张，具有高度恶变的潜能。

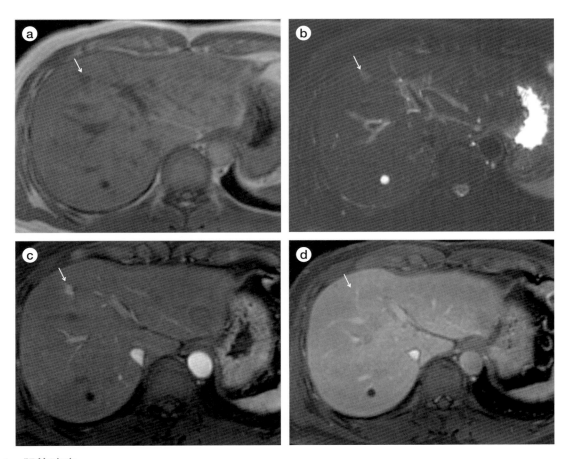

图 4-1　胆管腺瘤

T1 加权（a）和 T2 加权（b）MR 显示肝右叶有一个边界清晰的小结节（箭头）。动脉期（c）和门静脉期（d）增强 MR 显示有一个增强的结节（箭头）

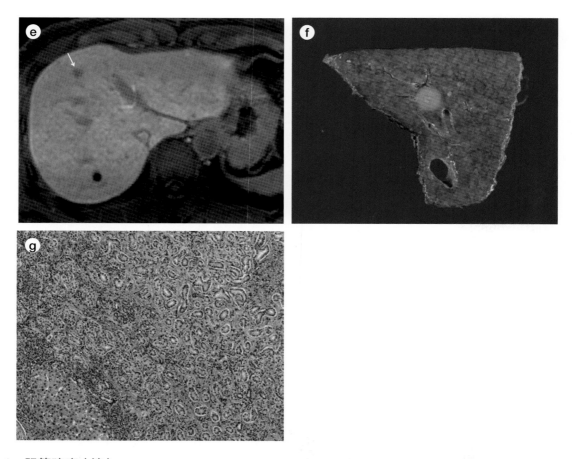

图 4-1　胆管腺瘤（续）

(e) 肝期 MRCP 显示无强化结节（箭头）。(f) 切除标本显示有一个界限分明的圆形结节。(g) 显微镜下可见相对均匀的小胆管增生（HE 染色，×100）

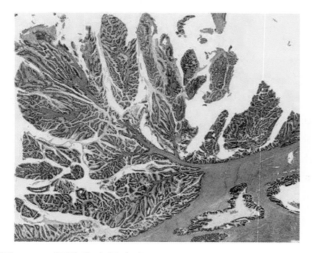

图 4-2　胆管乳头状瘤病 1

显微照片显示为大量叶状褶皱，含细长的中央纤维血管核心和发育不良的上皮增生（HE 染色，×40）

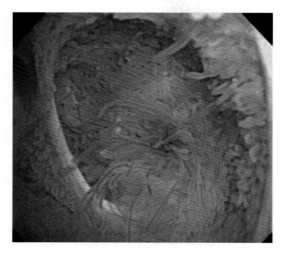

图 4-3　胆管乳头状瘤病 2

肝内胆管内窥镜显示有大量微小的乳头状肿瘤，类似于钟乳石或珊瑚礁
本图由韩国首尔世福兰斯医院的金元明（Myung Jin Kim）提供

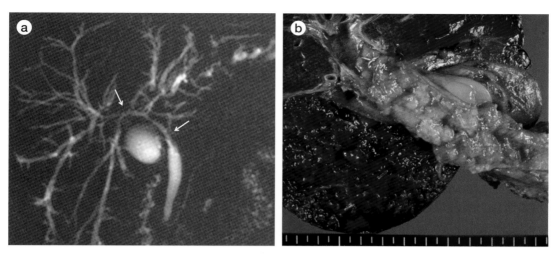

图 4-4　胆管乳头状瘤病 3

(a) MRCP 显示肝内和肝外胆管长段狭窄，边缘粗糙（箭头），提示弥漫性乳头状瘤病。(b) 切除标本显示胆管内有大量乳头状小肿瘤，提示乳头状瘤病

4.2.3　其他良性肿瘤

胆管创伤性神经瘤是胆道周围神经因胆囊切除术（图 4-5、图 4-6）、肝移植或钝性外伤导致胆管狭窄和近端扩张后而引起的非瘤性神经反应性增生。丛状神经纤维瘤可累及胆管，沿肝内和肝外胆管形成分支肿块。这些肿块或可包绕胆管和门静脉，形成类似于导管内肿块的结构（图 4-7）。错构瘤、颗粒细胞瘤、异位胃或胰腺黏膜瘤，以及腺肌瘤有时亦可表现为管腔内或管壁内肿块。

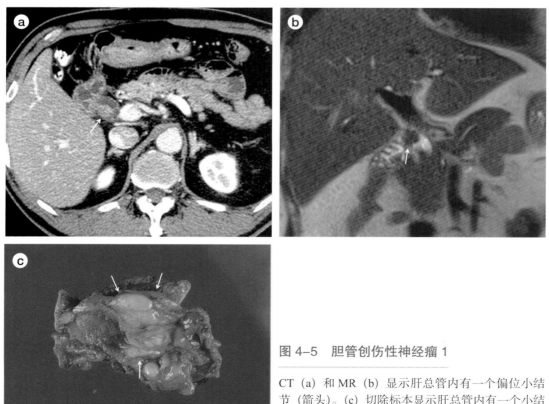

图 4-5　胆管创伤性神经瘤 1

CT（a）和 MR（b）显示肝总管内有一个偏位小结节（箭头）。(c) 切除标本显示肝总管内有一个小结节（箭头）

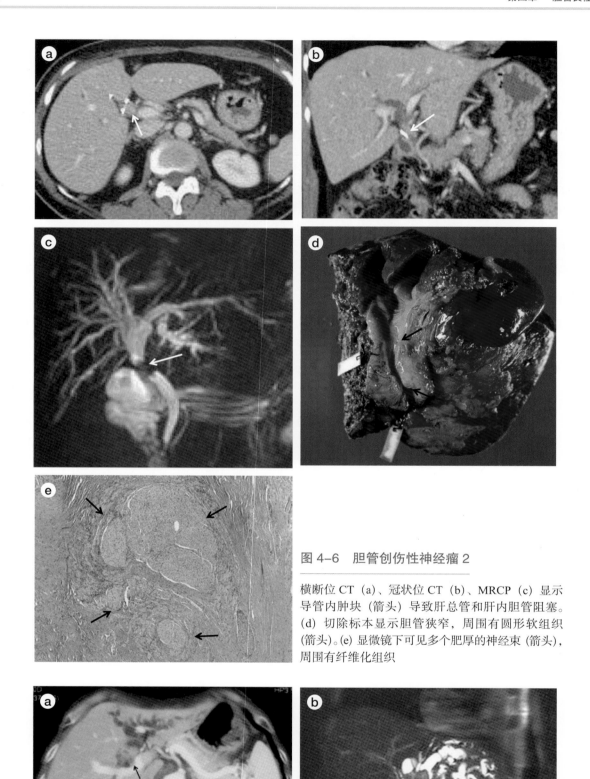

图 4-6　胆管创伤性神经瘤 2

横断位 CT（a）、冠状位 CT（b）、MRCP（c）显示导管内肿块（箭头）导致肝总管和肝内胆管阻塞。(d）切除标本显示胆管狭窄，周围有圆形软组织（箭头）。(e）显微镜下可见多个肥厚的神经束（箭头），周围有纤维化组织

图 4-7　胆管神经纤维瘤

CT（a）和 MRCP（b）显示导管内肿块（箭头）导致左、右肝管阻塞

本章参考文献

[1] Nakanuma Y, Curado M-P, Franceschi S, et al. Tumours of the liver and intrahepatic bile ducts. In: Basman FT, Caneiro F, Hurban RH, Theise ND, editors. WHO classification of tumours of digestive system. Lyon, France: International Agency for Research on Cancer Press; 2010. p. 196–7, 217–224, 273.

[2] Paradis V, Fukayama M, Park YN, Schirmacher P. Tumors of the liver and intrahepatic bile ducts. In: Basman FT, Caneiro F, Hurban RH, Theise ND, editors. WHO classification of tumours of digestive system. Lyon, France: International Agency for Research on Cancer Press; 2019. p. 216–64.

[3] Hruban RH, Sturm PD, Slebos RJ, et al. Can K-ras codon 12 mutations be used to distinguish benign bile duct proliferations from metastases in the liver? A molecular analysis of 101 liver lesions from 93 patients. Am J Pathol. 1997;151:943–9.

本章参考文献

第五章　胆管癌的癌前病变

5.1　胆管癌的诱发条件

许多胆管癌病例与既往肝胆系统基础疾病相关[1]。在原发性硬化性胆管炎患者中，肝内胆管癌的患病率为 5% ～ 15%，每年发生胆管癌的累积风险为 1.5%[2, 3]（图 5-1）。在一些亚洲国家，肝内胆管结石（图 5-2、图 5-3）和肝吸虫感染（图 5-4），即华支睾吸虫和麝猫后睾吸虫病感染，是肝内和肝外胆管癌的常见诱发因素。约 7% 的患者的肝内胆管结石最终发展为肝内胆管癌[4]。一些亚洲国家的胆管癌发病率远高于其他国家[5-7]。例如，泰国北部胆管癌的发病率达到每 10 万人中 84.6 例，这与后睾吸虫病的极高感染率密切相关，部分地区的感染率可达 60% ～ 80%[8]。爱吃生鱼或未熟透的鱼是某些国家肝吸虫感染率高的原因。相比之下，在肝吸虫感染已被根除的日本，尽管肝内胆管结石患者人数众多，但其胆管癌发病率仅为每 10 万人中 2.8 例[4, 9]。

非胆汁性肝硬化，特别是乙型和丙型肝炎病毒感染，是已知的诱发肝内胆管癌的危险因素。在日本，丙型肝炎病毒感染者患胆管癌的风险增加了 1 000 倍[10]。另一方面，在韩国，乙型肝炎病毒感染被

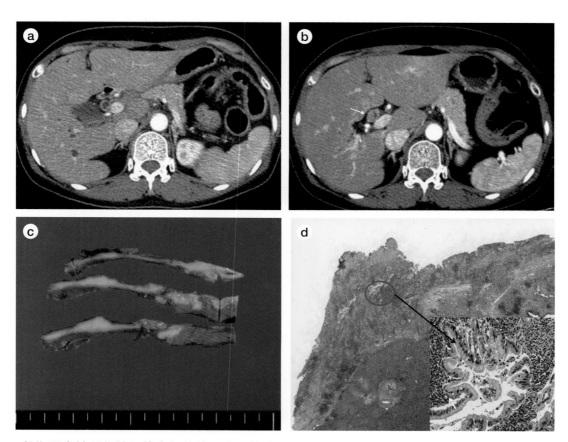

图 5-1　长期原发性硬化性胆管炎相关的肝外胆管癌

（a）CT 显示胆总管周围壁增厚。（b）2 年后的 CT 显示胆总管呈结节状增厚（箭头）。（c）切除标本的连续切片显示胆管壁呈弥漫性和局灶性增厚。（d）显微照片显示为弥漫性胆管壁增厚，伴有淋巴浆细胞浸润和原位癌形成（圆圈标注，HE 染色，×200）

发现与肝内胆管癌的发生密切相关[11]。美国、欧洲和亚洲的最新统计结果也表明，胆管癌发病率的显著增加与丙肝肝硬化和重度酗酒高度相关[12]。其他诱发因素可能包括胆总管囊肿、卡罗利病、肝脏纤维囊性病变，以及先天性肝纤维化。

　　上述慢性肝胆炎性疾病中，胆管所受的慢性持续性刺激可能引发胆管上皮增生，进而发展到癌前病变阶段、原位癌，并最终导致胆管癌[9, 13]。

5.2　胆管癌的癌前病变

　　胆管癌的发生和进展分为两类癌前病变：胆管上皮内瘤变（biliary intraepithelial neoplasia，BilIN）和胆管导管内乳头状肿瘤（intraductal papillary neoplasm of the bile duct，IPNB）[14]。BilIN 是形态扁平的微观病变，肉眼观察或现有的影像技术均不可见。相反，IPNB 是肉眼和影像学检查均可观察到的宏观病变。表 5-1 显示了胆管癌从癌前病变到最终转变为胆管癌的进展过程。

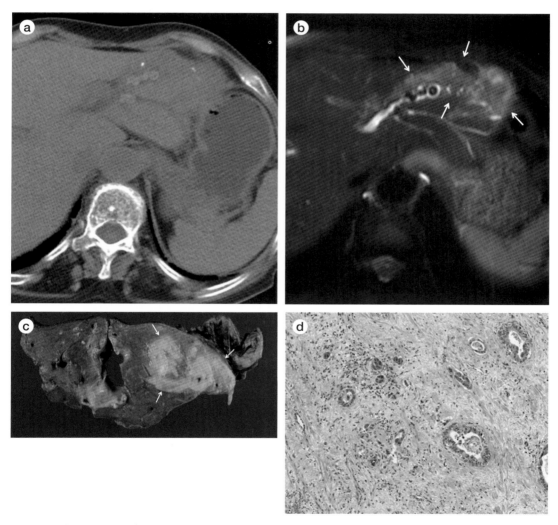

图 5-2　肝内胆管结石相关的肝内胆管癌

（a）增强 CT 显示左侧肝内胆管中存在多处结石。（b）T2 加权 MR 显示为扩张胆管中的结石和高信号强度的、边界不清的不规则肿块（箭头）。（c）切除标本显示扩张胆管附近有不规则肿块（箭头）。（d）显微照片显示为具有促结缔组织增生基质的浸润性管状腺癌（HE 染色，×100）

表 5-1　胆管癌发生学

分类	亚分类
癌前病变	BilIN
	IPNB
	中－低度不典型增生
	高度不典型增生
	原位癌
胆管癌	管状腺癌
	黏液腺癌

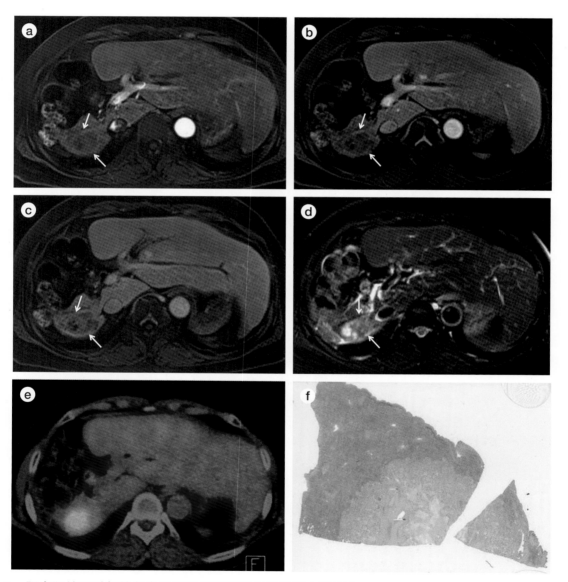

图 5-3　肝内胆结石引起的复发性化脓性胆管炎相关的肝内胆管癌

对比增强动脉 (a)、门静脉 (b) 和延迟 (c) 相位 MR 显示为萎缩性肝右叶中的延迟增强肿块 (箭头)。(d) T2 加权横断位 MR 显示萎缩性肝右叶中有一个信号强度稍高的肿块 (箭头)。(e) 正电子发射计算机体层显像仪 (positron emission tomography and computed tomography，PET/CT) 显示肿块中氟代脱氧葡萄糖 (fluorodeoxyglucose，FDG) 摄取量较高。(f) 切除标本在低倍镜下显示为边界清晰的导管腺癌肿块

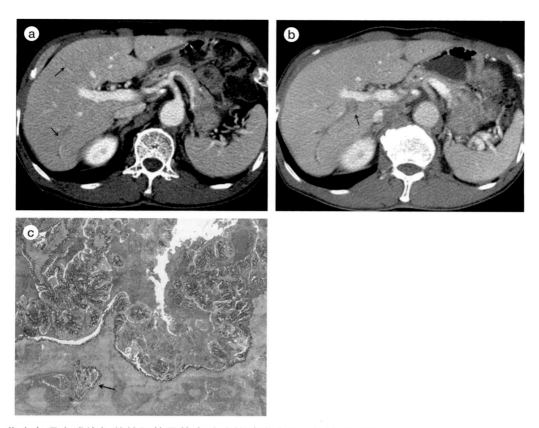

图 5-4　华支睾吸虫感染相关的胆管导管内乳头状肿瘤（呈局灶性浸润性）

(a) 增强 CT 显示肝内胆管呈轻度扩张（箭头）。患者感染华支睾吸虫已有 20 余年。(b) 2 年后的 CT 显示胆管进一步扩张，扩张的胆管内有一个小结节（箭头）。(c) 切除标本的显微照片显示为胆管导管内乳头状肿瘤，并伴有局灶性浸润性管状胆管癌（箭头）

5.2.1　胆管上皮内瘤变

BilIN 的特点是细胞核呈多层排布的非典型上皮细胞，这些细胞以微乳头形态突起于管腔内部[14-16]。根据非典型上皮细胞核的异型程度和核极性的丧失程度，可将 BilIN 分为 BilIN-1、BilIN-2 和 BilIN-3。BilIN-1 和 BilIN-2 代表低度和中度病变（图 5-5），而 BilIN-3 则提示高度病变或原位癌（图 5-6）。低级别 BilIN 常见于慢性炎性胆管疾病（如肝内胆管结石、肝吸虫感染、复发性化脓性胆管炎和胆总管囊肿）患者的肝内和肝外胆管中（图 5-7）。BilIN 也存在于慢性丙型肝炎、酒精性肝硬化和原发性硬化性胆管炎患者的胆管中[12, 14]。BilIN 可能由慢性肝胆疾病的胆周腺发展而来。

BilIN 是胆管癌发病的主要原因，通过不典型增生—癌这一病理变化过程致癌[12]（图 5-8）。在胆管癌患者的胆管腔内，BilIN 常与肉眼可见的癌组织相毗邻，这表明 BilIN 会引发胆管癌[14]。有时，BilIN 也会沿胆管广泛扩散，但不会发展为胆管癌[17]。

由于 BilIN 是沿着胆管黏膜表面的微观结构异常，这种微观病变无法通过现有影像检测发现。然而，影像学检查可能会发现先前存在或潜在的胆管疾病，如炎症、纤维化和狭窄。当 BilIN 转变为浸润性胆管癌时，影像学上可表现出恶性肿瘤的特征，但 BilIN 本身并没有特异性影像学表现。

5.2.2　胆管导管内乳头状肿瘤

IPNB 是 2010 年世界卫生组织肿瘤分类中新确认的病理学变化[14]，其特征是胆管腔上皮组织发育不良[5, 9, 18-20]。IPNB 与 BilIN 的区别为：BilIN 是肉眼和现有影像学技术均不可见的微观病变，而 IPNB 则是肉眼和影像学均可见的宏观病变。

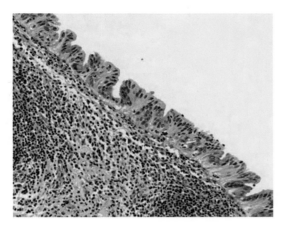

图 5-5　肝内胆管结石患者的胆管上皮内瘤变（低度不典型增生）

上皮细胞仅在基底出现轻度核异型性和核分层（HE 染色，×400）

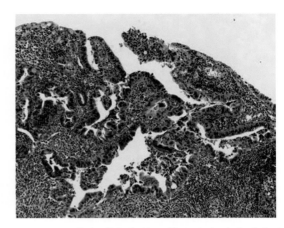

图 5-6　胆总管囊肿患者的胆管上皮内瘤变（高度不典型增生）

显微照片显示病灶为具有假复层、多层上皮的非典型细胞增殖，在胆管腔表面产生微乳头状突起（HE 染色，×100）

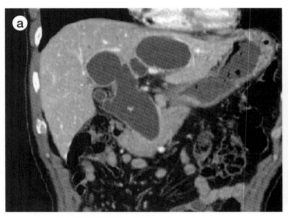
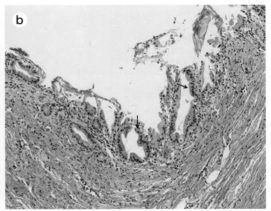

图 5-7　胆总管囊肿患者的胆管上皮内瘤变（低度不典型增生）

（a）CT 显示右肝管、左肝管和肝外管呈囊性扩张，扩张的胆管中没有可见的病变。（b）显微照片显示为低级别胆管上皮内瘤变（箭头）

　　根据胆管上皮的不典型增生程度，IPNB 分为四类：低度不典型增生的 IPNB、高度不典型增生的 IPNB、原位癌的 IPNB（图 5-9），以及不同程度侵犯胆管壁继而发展为胆管癌的 IPNB[9]（图 5-10、图 5-11）。这些病理亚型常常同时存在（图 5-12）。

　　癌前的 IPNB 病理变化包括低度不典型增生、高度不典型增生和原位癌（图 5-13）。在此阶段，肿瘤仅在胆管管腔内生长。IPNB 包括从癌前病变到非浸润性和浸润性癌的一系列病理学过程[5, 9, 18-20]（图 5-14），其详细的形态学和影像学特征将于第六章详述。

5.2.3　黏液性囊性肿瘤

　　黏液性囊性肿瘤是一种生长缓慢的肿瘤，经过多年时间才会达到较大尺寸。肿瘤也可能发展为具有浸润性成分的浸润性癌，即管状乳头状腺癌或管状腺癌，通常局限于原发肿瘤内部，呈多病灶分布[14]。然而，浸润性癌有时会扩散至肝实质或转移，其影像学特征已于第三章详述。

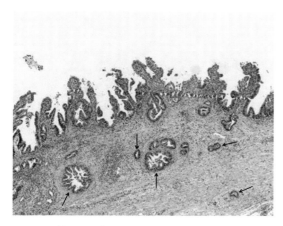

图 5-8　胆管上皮内瘤变相关的浸润性腺癌

胆管上皮内瘤变下方发生浸润性腺癌（箭头）（HE 染色，×10）

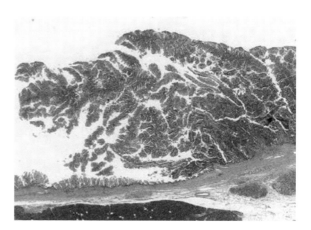

图 5-9　胆管导管内乳头状肿瘤相关的高度不典型增生或原位癌

显微照片显示为发达的乳头状结构，其具有细小的纤维血管核（HE 染色，×10）

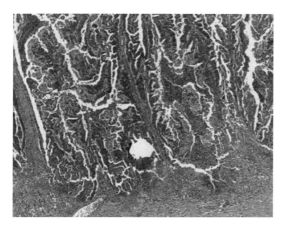

图 5-10　胆管导管内乳头状肿瘤相关的浸润性癌

高度不典型增生或原位癌，伴有局限于胆管壁的相关浸润性癌（HE 染色，×100）

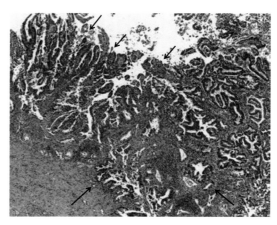

图 5-11　胆管导管内乳头状肿瘤相关的浸润性管状腺癌

胆管导管内乳头状肿瘤（短箭头）向管状腺癌转化，侵犯纤维肌层下（长箭头）（HE 染色，×100）

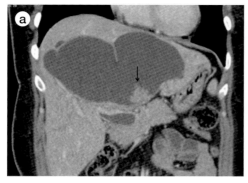
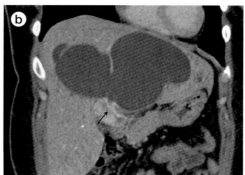

图 5-12　胆总管囊肿患者合并胆管上皮内瘤变和导管内乳头状瘤伴浸润性管状腺癌

冠状位 CT 显示左右肝管重度扩张，乳头状肿瘤（a）（箭头）和肝外管壁增厚（b）（箭头）分别代表胆管导管内乳头状肿瘤和肝外胆管癌

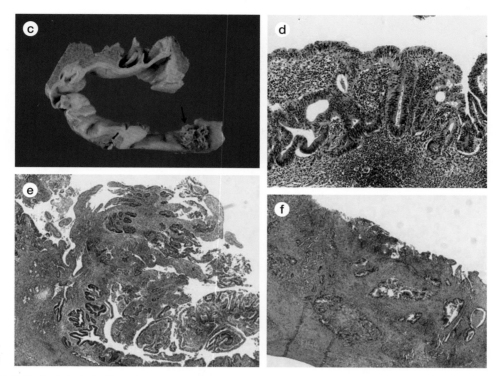

图 5-12　胆总管囊肿患者合并胆管上皮内瘤变和导管内乳头状瘤伴浸润性管状腺癌（续）

（c）切除标本显示胆管重度扩张和胆管导管内乳头状肿瘤（箭头）。显微照片显示为高级别胆管上皮内瘤变（HE 染色，×100）（d）、胆管导管内乳头状肿瘤（HE 染色，×20）（e）和肝外胆管浸润性管状腺癌（HE 染色，×40）（f）

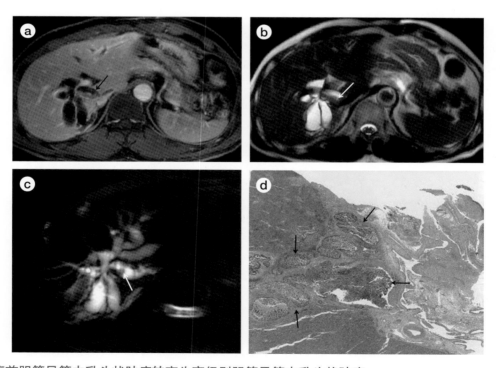

图 5-13　癌前胆管导管内乳头状肿瘤转变为高级别胆管导管内乳头状肿瘤

对比增强（a）和 T2 加权（b）MR 显示含有乳头状病变的右侧肝内胆管明显扩张（箭头）。（c）MRCP 显示肝内胆管明显扩张，右侧肝内胆管有乳头状病变（箭头）。（d）显微照片显示胆管导管内乳头状肿瘤局限于扩张的胆管（箭头）

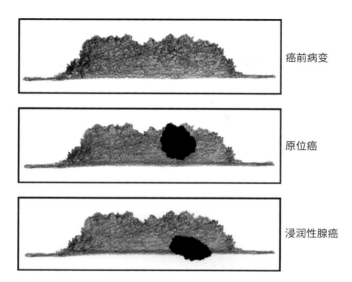

<!-- 癌前病变 -->
<!-- 原位癌 -->
<!-- 浸润性腺癌 -->

图 5-14　胆管导管内乳头状肿瘤的进展谱示意图

深色区域代表胆管导管内乳头状肿瘤的浸润性癌

本章参考文献

[1] Shaib YH, El-Serag HB, Davila JA, Morgan R, McGlynn KA. Risk factors of intrahepatic cholangiocarcinoma in the United States: a case-control study. Gastroenterology. 2005;128:620–6.

[2] Bergquist A, Broome U. Hepatobiliary and extra-hepatic malignancies in primary sclerosing cholangitis. Best Pract Res Clin Gastroenterol. 2001;15:643–56.

[3] Boberg KM, Bergquist A, Mitchell S, et al. Cholangiocarcinoma in primary sclerosing cholangitis: risk factors and clinical presentation. Scand J Gastroenterol. 2002;37:1205–11.

[4] Chijiiwa K, Ohtani K, Noshiro H, et al. Cholangiocellular carcinoma depending on the kind of intrahepatic calculi in patients with hepatolithiasis. Hepatogastroenterology. 2002;49:96–9.

[5] Nakanuma Y, Sripa B, Vatanasapt V, Leong AS-Y, Ponchon T, Ishak KG. Intrahepatic cholangiocarcinoma. In: Hamilton SR, Aaltonen LA, editors. World Health Organization classification of tumorous. Pathology and genetics of tumours of the digestive system. Lyon, France: Internal Agency for Research on Cancer Press; 2000. p. 173–80.

[6] Jung KW, Won YJ, Park S, et al. Cancer statistics in Korea: incidence, mortality and survival in 2005. J Korean Med Sci. 2009;24:995–1003.

[7] Lim JH. Liver flukes: the malady neglected. Korean J Radiol. 2011;12:269–79.

[8] Kaewpitoon N, Kaewpitoon SJ, Pengsaa P. Opisthorchiasis in Thailand: review and current status. World J Gastroenterol. 2008;14:2297–302.

[9] Chen TC, Nakanuma Y, Zen Y, et al. Intraductal papillary neoplasia of the liver associated with hepatolithiasis. Hepatology. 2001;34:651–8.

[10] Kobayashi M, Ikeda K, Saitoh S, et al. Incidence of primary cholangiocellular carcinoma of the liver in Japanese patients with hepatitis C virus-related cirrhosis. Cancer. 2000;88:2471–7.

[11] Lee TY, Lee SS, Jung SW, et al. Hepatitis B virus infection and intrahepatic cholangiocarcinoma in Korea: a case-control study. Am J Gastroenterol. 2008;103:1716–20.

[12] Wu TT, Levy M, Correa AM, Rosen CB, Abraham SC. Biliary intraepithelial neoplasia in patients without chronic biliary disease: analysis of liver explants with alcoholic cirrhosis, hepatitis C infection, and noncirrhotic liver diseases. Cancer. 2009;115:4564–75.

[13] Suh KS, Roh HR, Koh YT, Lee KU, Park YH, Kim SW. Clinicopathologic features of the intraductal growth type of peripheral cholangiocarcinoma. Hepatology. 2000;31:12–7.

[14] Nakanuma Y, Curado M-P, Franceschi S, et al. Tumours of the liver and intrahepatic bile ducts. In: Basman FT, Caneiro F, Hurban RH, Theise ND, editors. WHO classification of tumours of digestive system. Lyon, France: International Agency for Research on Cancer Press; 2010. p. 196–7, 217–224, 237, 273.

[15] Zen Y, Adsay NV, Bardadin K, et al. Biliary intraepithelial neoplasia: an international interobserver agreement study and proposal for diagnostic criteria. Mod Pathol. 2007;20:701–9.

[16] Zen Y, Aishima S, Ajioka Y, et al. Proposal of histological criteria for intraepithelial atypical/proliferative biliary epithelial lesions of the bile duct in hepatolithiasis with respect to cholangiocarcinoma: preliminary report based on interobserver agreement. Pathol Int. 2005;55:180–8.

[17] Aishima S, Nishihara Y, Tsujita E, et al. Biliary neoplasia with extensive intraductal spread associated with liver cirrhosis: a hitherto unreported variant of biliary intraepithelial neoplasia. Hum Pathol. 2008;39:939–47.

[18] Nakanuma Y, Sasaki M, Ishikawa A, Tsui W, Chen TC, Huang SF. Biliary papillary neoplasm of the liver. Histol Histopathol. 2002;17:851–61.

[19] Nakanuma Y, Sato Y, Harada K, Sasaki M, Xu J, Ikeda H. Pathological classification of intrahepatic cholangiocarcinoma based on a new concept. World J Hepatol. 2010;2:419–27.

[20] Zen Y, Fujii T, Itatsu K, et al. Biliary papillary tumors share pathological features with intraductal papillary mucinous neoplasm of the pancreas. Hepatology. 2006;44:1333–43.

第六章　胆管导管内乳头状肿瘤

6.1　胆管导管内乳头状肿瘤的病理学

　　胆管导管内乳头状肿瘤 (IPNB) 是一类新近归纳的、以胆管腔内肿瘤上皮生长为特征的胆道肿瘤[1, 2]。从病理学上说，此类肿瘤的特点是有大量的乳头状海藻叶状褶皱，这些褶皱由固有结缔组织支持的纤维血管柄周的柱状上皮细胞增生构成[3-6] (图 6-1、图 6-2)。如第五章所述，IPNB 包括癌前病变和胆管癌。

　　IPNB 于胆管内生长，通常沿黏膜表面浅表扩散，既可形成无柄的息肉样肿瘤及充满管腔的石膏样肿瘤，又可导致囊性肿瘤 (图 6-3)。正如"乳头状"其名，肿瘤的表面呈毛茸茸的天鹅绒状。胆管周围通常布满了浅而小的乳头状肿瘤突起，就像管壁镶嵌着珊瑚礁、鱼卵或微小的钟乳石一样 (图 6-4)。

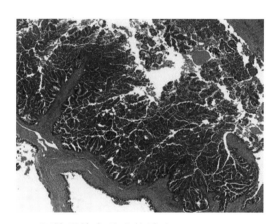

图 6-1　胆管导管内乳头状肿瘤 1

显微照片显示无数乳头状海藻叶状上皮内折，包括细长纤维血管柄周的柱状上皮增生，其由固有结缔组织支撑 (HE 染色，×40)

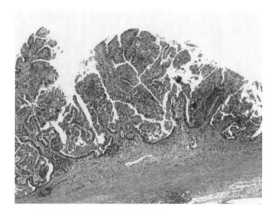

图 6-2　胆管导管内乳头状肿瘤 2

肝外胆管横切面可见无数乳头状海藻叶状褶皱结构，褶皱由纤维血管柄周的柱状上皮细胞增生构成。叶状结构非常脆弱，在某些情况下可能分离 (HE 染色，×40)

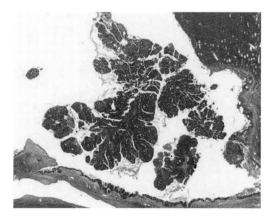

图 6-3　铸型生长型胆管导管内乳头状肿瘤 1

显微照片显示为带蒂的肿瘤，肿瘤表面和胆管壁之间留有空隙，胆汁可通过空隙流动 (HE 染色，×10)

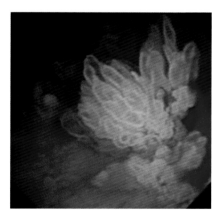

图 6-4　胆管导管内乳头状肿瘤 3

胆管镜检查显示胆管内部可见微小的珊瑚礁状乳头状结构，代表乳头状瘤病
本图由韩国首尔世福兰斯医院的金元明 (Myung Jin Kim) 提供

6.2　胆管导管内乳头状肿瘤的生物学行为

6.2.1　向显性胆管癌转化

IPNB癌前病变包括低度不典型增生、高度不典型增生和原位癌。在此阶段，无论肿瘤大小，都生长在胆管腔内，胆管壁完整。因此，超声检查、CT和MR上都显示为完整的管壁和清晰的管周脂肪组织。一旦IPNB癌前病变发展为浸润性癌，则常常恶变成胆管腺癌，但少数肠型IPNB会病变为黏液癌。浸润性癌突破胆管壁，在大体和影像学上显示为管周肿块或不明显的管周浸润病变。在浸润胆管初期（微浸润胆管癌），肿瘤在胆管壁外生长不明显，和IPNB癌前病变难以区别。

6.2.2　胆管内肿瘤

在癌前和非浸润阶段，肿瘤位于黏膜层和纤维肌层（图6-1～图6-3），并作为良性肿瘤存在，良性状态通常持续几年甚至更久。肿瘤的生长局限于黏膜层或纤维肌层，可能导致管腔内出现较大的肿块或累及相当范围的胆管，但不会侵犯胆管壁。因此，既保留了胆管壁纤维肌层的完整性，又保持了胆道的畅通。当IPNB恶变为胆管腺癌或黏液癌后，肿瘤会穿透胆管壁，从而阻塞胆道[4, 6]。

6.2.3　无胆道梗阻

一般来说，IPNB不会阻塞胆道，胆管腔周围可能布满扁平小肿瘤，但管腔仍然通畅[7, 8]。即使有大的息肉状导管内肿块存在于一侧管壁，胆管壁的另一侧仍将保持无肿瘤状态，并留下可以让胆汁流动的空间。在铸型生长的IPNB病例中，即使有相对较长的胆管受累，胆管也不会完全堵塞，甚至在较长胆管壁被铸型生长肿瘤累及的情况下，胆道也不会完全梗阻。在某些情况下，肿瘤和过多的黏蛋白可能会阻碍胆汁流动，从而导致胆道部分梗阻。

6.2.4　黏蛋白的产生

在30%～40%的患者中，IPNB会在其胆道中产生过多的黏蛋白[5, 7-11]。肿瘤细胞分泌黏蛋白到管腔，导致胆管内黏蛋白过量堆积。黏蛋白的数量因患者而异，可能较少，也可能多到充满整个胆管。胆道造影中，黏蛋白表现为细长的、椭圆形的或面条状的充盈缺损[7, 8, 10, 11]（图6-5、图6-6）。黏蛋白在超声、CT和MR胆道造影中不显影，而分泌到十二指肠的黏蛋白却可以通过十二指肠内窥镜被检测到（图6-7）。

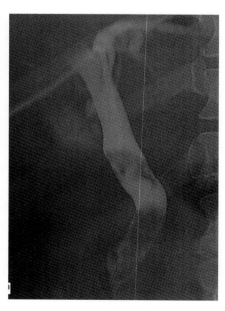

图6-5　胆总管中的黏蛋白

ERCP显示为与黏蛋白相关的
块状或不规则的充盈缺损

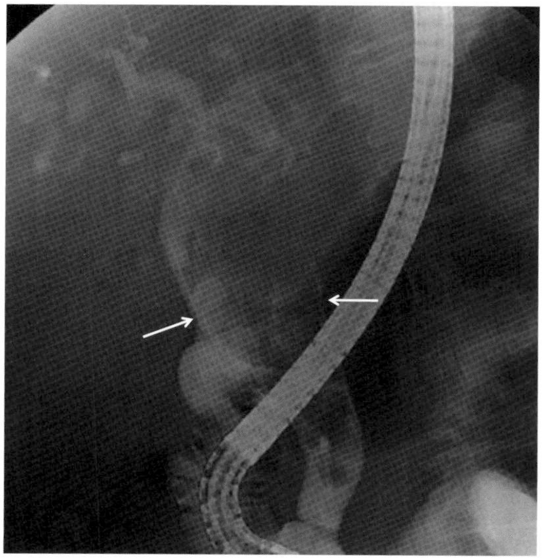

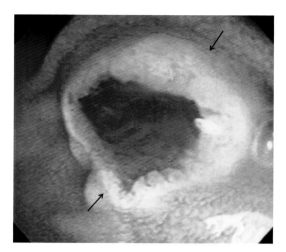

图 6-6　肝外胆管中的黏蛋白

ERCP 显示有一个非常大的充盈缺损填充了重度扩张的肝外胆管，呈现为不规则和意大利面条状外观（箭头）

图 6-7　十二指肠乳头中的黏蛋白

十二指肠内窥镜显示患有产生黏蛋白的胆管导管内乳头状肿瘤的患者，其黏蛋白从扩张的十二指肠乳头口（箭头）涌出

胆道中黏稠的黏蛋白阻碍胆汁流动，受肿瘤累及的胆道和远端胆道可见明显扩张，导致不完全梗阻和间歇性梗阻性黄疸[7, 8]。伴有或不伴有明显的胆管肿瘤的胆管扩张通常是在为其他非相关疾病进行超声和 CT 检查时，或在常规体检中被发现的。部分患者由于管内高压，周边小胆管可能会破裂，而在肝表面或肝周间隙形成黏蛋白聚集[8]。

6.3　胆管导管内乳头状肿瘤的形态学和影像学特点

IPNB 源自胆管黏膜表面，并形成小的肿块占位，其最显著的特征之一是常常沿着胆管黏膜扩散生长，而导致黏膜层变厚。肿瘤于腔内生长的高度取决于组织恶性程度，浸润性肿瘤比表现出非浸润性组织学的肿瘤具有更高的高度。沿胆管可能存在多个有正常黏膜组织介入其中的导管内肿瘤，它们可能涉及不同长度的肝内外胆管。在传统意义上，这类肿瘤被归类为乳头状瘤病[12-14]。

根据胆管内肿瘤的形态学表现，IPNB 可分为四种类型[15]（图 6-8）：①息肉样型，有蒂或无蒂的胆管内息肉样肿块（图 6-9）；②黏膜扩散型，浅乳头状肿瘤沿着不同长度的胆管扩散（图 6-10）；③铸型生长型，肿瘤填充绝大部分管腔（图 6-11）；④囊肿形成型，局部胆管囊状扩张并伴有囊肿壁的结节或赘生物（图 6-12）。

IPNB 的影像学表现取决于胆管内肿瘤的形成和黏蛋白分泌，以及两者的相互作用。当肿瘤形成占主导地位时，胆管内会形成乳头状实质性占位；当黏蛋白分泌占主导地位时，可表现为胆管的重度扩张。胆管扩张的程度取决于肿瘤的大小和黏蛋白分泌的量。极少数情况下，当肿瘤沿着胆管浅表生长而没有形成巨大肿瘤时，可能只有胆管扩张[16]。当受肿瘤生长累及的肝内胆管因分泌大量黏蛋白而发生囊状扩张时，受累胆管看起来像动脉瘤或憩室。

6.3.1　息肉样型胆管导管内乳头状肿瘤

胆管导管内乳头状肿瘤可表现为相当大的息肉样肿瘤，其具有数个像乳头表面一样的微观和肉眼可见的乳头状突起[15]。胆管可能会因肿瘤的大小和位置而部分梗阻。即使乳头状肿瘤大到充满管腔，肿瘤和对侧胆管壁之间仍有足够的管腔内表层空间，使胆汁能在肿瘤和胆管壁之间流动。在胆管造影中，造影剂很容易使近端胆管显影（图 6-13）。这些肿瘤可在超声、CT、MR 和胆管造影上显示为胆管内息肉样肿块（图 6-14）。此外，在胆管造影或 MRCP 上，肿瘤表面会呈现为类似乳头表面的绒毛状或天鹅绒状。少数情况下，肿瘤也可表现为菜花样。

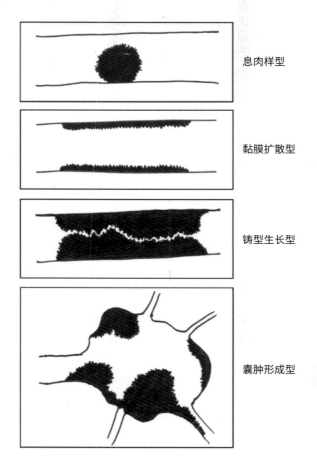

息肉样型

黏膜扩散型

铸型生长型

囊肿形成型

图 6-8　四种类型 IPNB 的示意图 *

改自参考文献 [15]

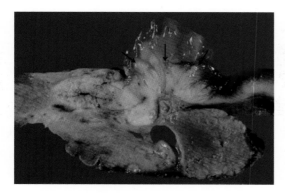

图 6-9　息肉样型胆管导管内乳头状肿瘤 1

切除标本显示为乳头状息肉样病变（箭头）。注意肿块表面覆盖有透明黏蛋白

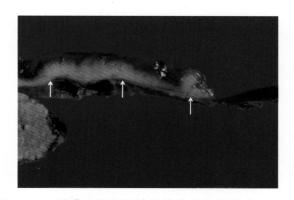

图 6-10　黏膜扩散型胆管导管内乳头状肿瘤 1

切除标本显示为一个扁平的无蒂肿瘤，纵向延伸相当长，未侵犯、破坏胆管壁（箭头）。注意胆汁染色的黏蛋白附着在扁平肿瘤的表面

* 译者注：此处原书有误，分泌黏蛋白的胆管肿瘤的示意图应为四种类型 IPNB 的示意图。

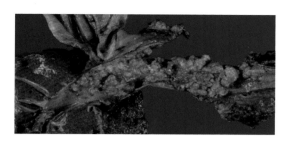

图 6-11　铸型生长型胆管导管内乳头状肿瘤 2

切除标本显示沿黏膜表面有无数小结节状或赘生物包块状肿瘤，像石膏一样充满胆管管腔

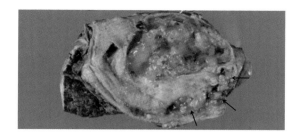

图 6-12　囊肿形成型胆管导管内乳头状肿瘤

切除标本显示为厚包膜的囊性肿瘤，代表肿瘤所在胆管的气球状扩张。注意几个微小的乳头状肿瘤（箭头）和浓稠的胆汁染色黏蛋白阻塞并填充了气球状扩张的胆管

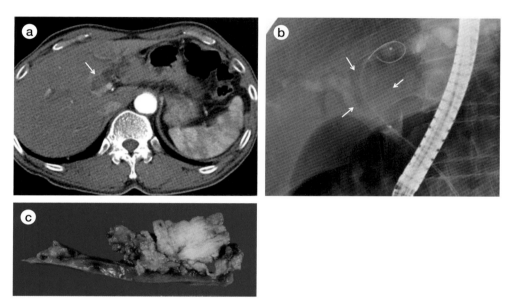

图 6-13　息肉样型胆管导管内乳头状肿瘤 2

（a）CT 显示右肝管内存在息肉样肿块（箭头）。（b）ERCP 显示右肝管中存在椭圆形充盈缺损，代表息肉样肿块（箭头）。右肝管内混浊，因为胆管未完全阻塞。（c）切除标本显示为蒂短而窄的息肉状肿块，注意肿块的表面如乳头的表面一样不规则

6.3.2　黏膜扩散型胆管导管内乳头状肿瘤

IPNB 可为黏膜表面扩散生长模式。虽未形成大的肿块占位，但会呈现为扁平隆起，其外观如天鹅绒状，或胆管壁不规则[15]（图 6-15、图 6-16）。胆管的内腔可能排列着大量微小的乳头状突起，类似于珊瑚礁突起或洞穴的钟乳石（图 6-4）。胆管可能因黏稠黏蛋白的滞留所引起的部分梗阻而扩张。

在胆管乳头状肿瘤中，乳头状病变之间可存在正常的胆管黏膜[12, 14]（图 6-17）。在胆道镜检查中，可见受累的节段胆管壁上有大量的微小突起。

在某些情况下，乳头状肿瘤沿着黏膜扩散，不会形成大的肿块，受累胆管会因黏液的大量分泌而扩张。因此，患者仅表现为叶状或段状胆管扩张[16]（图 6-18）。此外，合并黏膜上皮增生或不典型增生的胆管肿瘤也属于此类。大量黏蛋白长期滞留导致胆道长期部分梗阻（图 6-18），肿瘤所在的肝叶或肝段的肝实质可能会明显萎缩[16]。

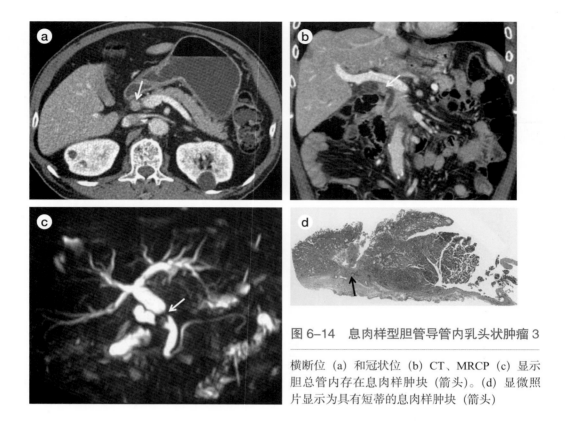

图6-14　息肉样型胆管导管内乳头状肿瘤3

横断位（a）和冠状位（b）CT、MRCP（c）显示胆总管内存在息肉样肿块（箭头）。(d)显微照片显示为具有短蒂的息肉样肿块（箭头）

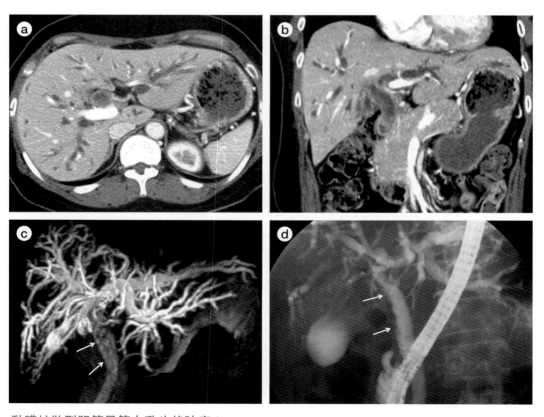

图6-15　黏膜扩散型胆管导管内乳头状肿瘤2

横断位（a）和冠状位（b）CT显示扁平肿瘤沿左右肝管和肝外管浅表生长，因此导管中央部分未被堵塞。扁平肿瘤的厚度为2～3 mm。MRCP（c）和ERCP（d）显示肝外胆管边缘呈绒毛状，反映为浅表扩散肿瘤的乳头状表面（箭头）

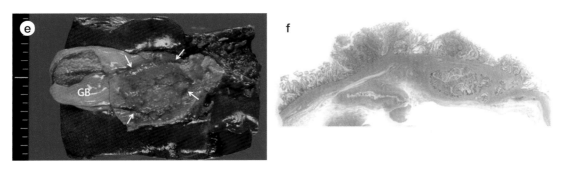

图 6-15　黏膜扩散型胆管导管内乳头状肿瘤 2（续）

(e) 切除标本显示胆管黏膜表面散布着扁平的肿瘤，呈现出蓬松或柔软的外观（箭头）。(f) 显微照片显示沿胆管生长的肿瘤呈现蓬松的外观（HE 染色，×5）

GB：胆囊

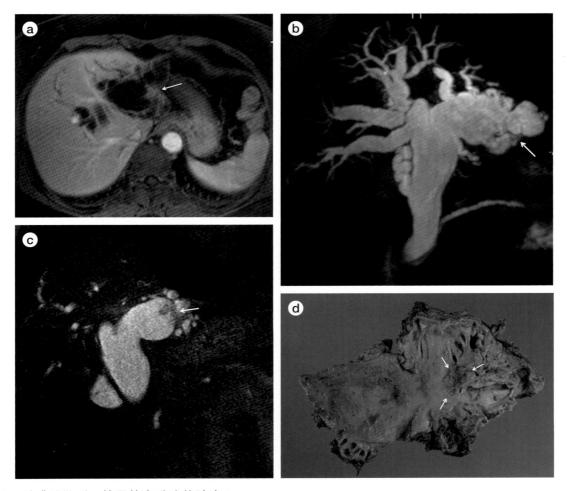

图 6-16　黏膜扩散型胆管导管内乳头状肿瘤 3

(a) 增强 MR 显示含有乳头状病变的左侧肝内胆管明显扩张（箭头）。厚层 (b) 和薄层 (c) MRCP 显示为整个胆管的重度扩张和左肝管内的微小乳头状病变（箭头）。(d) 切除标本显示胆管严重扩张，局部出现微小、扁平的乳头状病变（箭头）

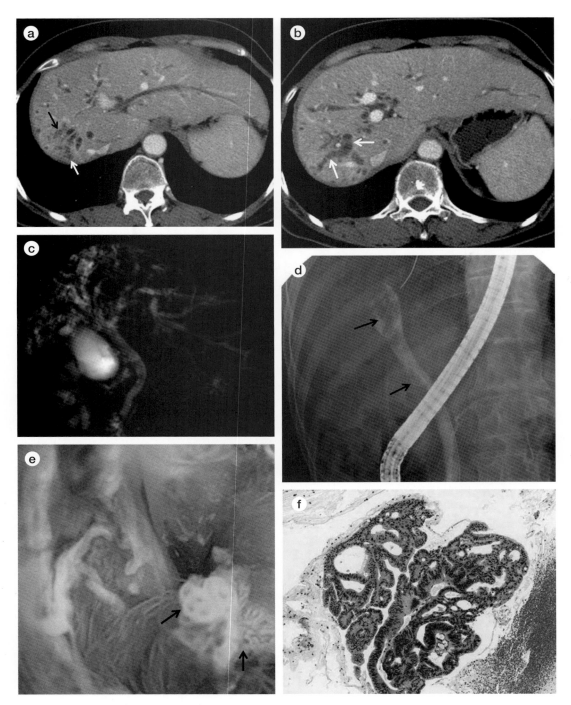

图 6-17　胆道乳头状瘤病

(a)、(b) CT 显示肝内胆管呈弥漫性扩张，尤其是右肝叶，扩张的右肝管内有微小的管内肿块（箭头）。(c) MRCP 显示肝内和肝外胆管呈弥漫性扩张，在扩张程度不成比例的右肝管和肝外胆管中存在无数微小的充盈缺损。(d) ERCP 显示为肝总管微小充盈缺损（箭头），胆总管不规则且粗糙。(e) 肠道镜显示存在一个小的乳头状肿瘤（箭头）和相邻的线状白色黏液。(f) 活检标本的显微照片显示为乳头状腺瘤（HE 染色，×400）
本图由韩国首尔峨山医疗中心的金明焕（Myung Hwan Kim）提供

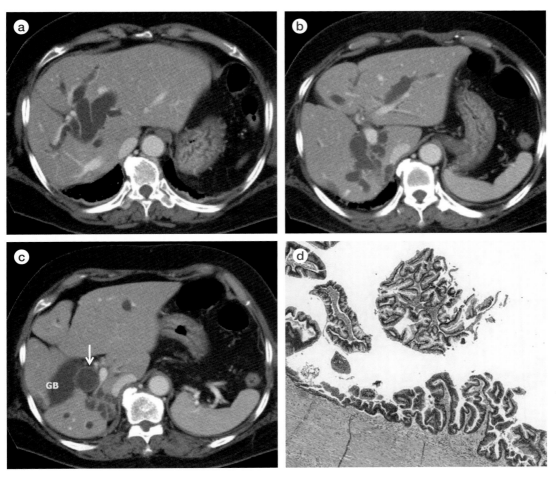

图 6-18　黏膜扩散型胆管导管内乳头状肿瘤 4

(a) ～ (c) 增强 CT 显示肝内和肝外胆管严重扩张（箭头），扩张的胆管内没有明显可见的肿块或结节。(d) 显微照片显示腺瘤乳头状黏液上皮在胆管内增生（HE 染色，×100）
GB：胆囊

6.3.3　铸型生长型胆管导管内乳头状肿瘤

当肿瘤在管腔中相当长的长度内表现出导管内生长为主时，如放射学评估所见，肿瘤可能呈现出铸型特征 [7, 8, 15]（图 6-19 ～图 6-21）。这些乳头状突起的高度不等，当突起较长时，整个胆管腔可能充满大量微小的钟乳石状肿瘤。由于黏蛋白流动受到干扰，近端和远端胆管通常会扩张。

超声检查能发现局部受累胆管内的铸型肿瘤。通常胆管壁仍保持完整，超声上均匀的可见回声线也表明了这一点（图 6-20）。此类型肿瘤在 CT 和 MR 检查中表现为管腔内的强化肿块占位，胆管壁保持完整，管周脂肪组织清晰（图 6-21）。在胆道造影和 MRCP 检查中，铸型肿瘤的表面因其乳头状表面突起而表现为不平整。CT 和 MR 检查中，还可发现大量导致胆管腔不规则且凹凸不平的微小卵圆形充盈缺损 [8]。大多数情况下，胆管腔不会闭塞。

6.3.4　囊肿形成型胆管导管内乳头状肿瘤

IPNB 形成单房或多房囊性肿瘤，类似于动脉瘤或憩室（图 6-22）。动脉瘤样扩张的囊肿壁上可能附着壁内多发结节或菜花样肿块 [7, 8, 15, 17, 18]。囊性肿瘤可与胆管相通，大量黏液由此分泌进入胆道，最终导致肿瘤远端胆管扩张。

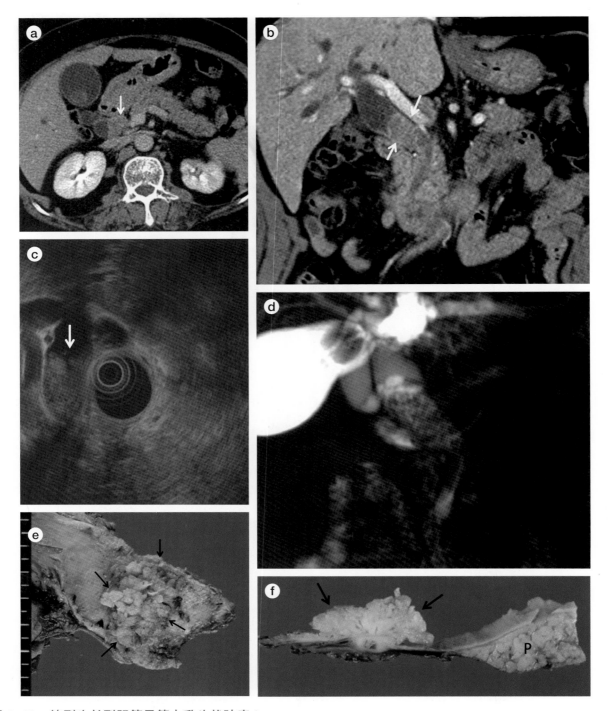

图 6-19　铸型生长型胆管导管内乳头状肿瘤 3

横断位（a）和冠状位（b）CT 显示胆总管中有一个导管内肿瘤填充肿块（箭头）。(c) 内窥镜超声检查显示胆总管内有导管内肿瘤充填，可见粗糙的肿瘤表面（箭头）。(d) MRCP 显示为胆总管内肿瘤的天鹅绒状或蓬松的表面。胆总管正面（e）和横断面（f）照片显示为导管内肿瘤。注意肿瘤的特征性乳头状表面（箭头）（比例增量，5 mm）
P：胰腺头

　　从形态上看，囊状或动脉瘤状扩张可能是由于 IPNB 产生过多黏蛋白导致导管内压升高所致（图 6-23、图 6-24）。黏蛋白自身的黏稠特点使其很难流入远端胆管，肿瘤所累及的局部胆管内充满大量的黏液，并不成比例地进一步扩张，最终变成囊状或动脉瘤样[17]（图 6-23）。充满黏液而过度扩张的胆管看起来和花瓣一样，隔膜状结构代表扩张的胆管壁（图 6-25）。

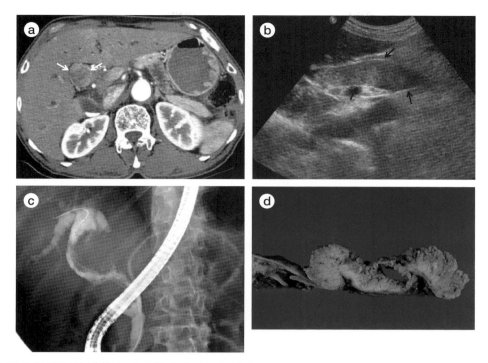

图 6-20　铸型生长型胆管导管内乳头状肿瘤（原位癌）

(a) 增强 CT 显示胆总管内有一个大肿瘤，但肿瘤所累及的胆管壁完好无损（箭头）。(b) 超声检查显示胆总管内有一个巨大的肿瘤，但胆管壁完好无损（箭头）。(c) ERCP 显示胆总管内有一个巨大的充盈缺损，代表乳头状肿瘤。(d) 切除标本显示为肝外胆管的弥漫性管腔内肿瘤，可见完好无损的胆管壁。显微镜检查发现为原位乳头状癌

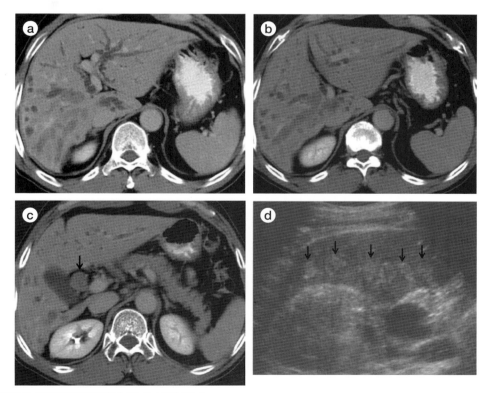

图 6-21　铸型生长型胆管导管内乳头状肿瘤 4

(a) ～ (c) 增强 CT 显示导管内肿瘤填充右后肝内胆管的多个分支，并一直向下延伸到远端肝外胆管（箭头）。尽管管腔内充满石膏样肿瘤，但胆管壁完好无损。(d) 右肝叶的超声图像显示导管内肿瘤填充于数个扩张的外周胆管分支（箭头）

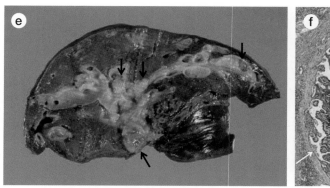
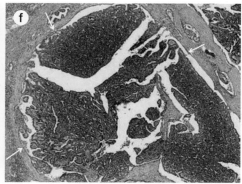

图 6-21　铸型生长型胆管导管内乳头状肿瘤 4（续）

（e）右肝叶切除标本显示胆管明显扩张，其中充满了管内肿瘤（箭头）。大多数管腔内铸型样肿瘤在标本制备过程中脱落。
（f）显微照片显示肝内胆管导管内乳头状肿瘤呈石膏样（箭头）（HE 染色，×40）

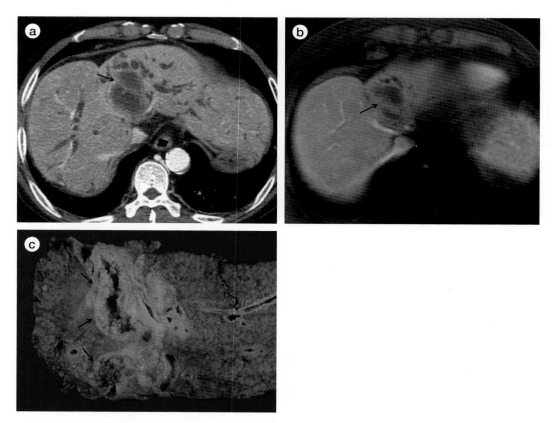

图 6-22　囊肿形成型胆管导管内乳头状肿瘤（气球样乳头状癌，局灶性浸润性）

增强 CT（a）和 MR（b）显示为椭圆形囊性病变，伴有管周赘生物和隔膜样结构（箭头），呈现出绒毛样或乳头状表面。
（c）切除标本显示胆管呈囊性扩张，外周赘生物呈乳头状表面（箭头）

　　作为囊肿形成型 IPNB 的另一形态，胆管导管内乳头状肿瘤被认为可能源于胆管周围腺体，并表现为憩室样囊性肿瘤。当胆管周围腺中出现分泌黏蛋白的肿瘤，且管道因肿瘤压迫或可能的扭曲而闭塞时，其与胆管管腔的连接将被堵塞，受肿瘤累及的胆管周围腺将呈憩室样扩张[19, 20]（图 6-26、图 6-27）。
　　在形态学上，气球样扩张的囊肿形成型 IPNB 类似于发生在主胰管的胰腺导管内乳头状黏液瘤（intraductal papillary mucinous neoplasm of pancreas，IPMN），而憩室样扩张的囊肿形成型 IPNB 则相当于胰腺的分支导管 IPMN[20]。

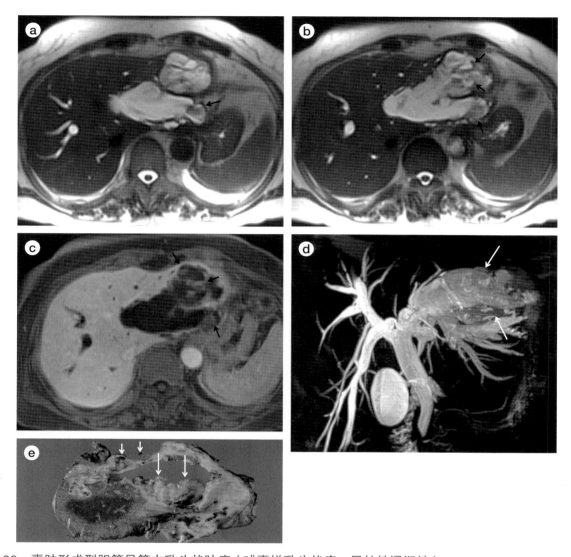

图 6-23 囊肿形成型胆管导管内乳头状肿瘤（球囊样乳头状癌，局灶性浸润性）

T2 加权（a）、（b）和增强（c）MR 显示左肝内胆管呈囊性扩张，内有小的乳头状肿块（箭头）。（d）MRCP 显示为左侧肝内胆管和胆管导管内乳头状肿瘤的气球样扩张（箭头），注意整个肝内外胆管呈弥漫性扩张。（e）切除标本显示囊性扩张的胆管内含有厚黏蛋白（长箭头）和数个微小乳头状肿瘤（短箭头）

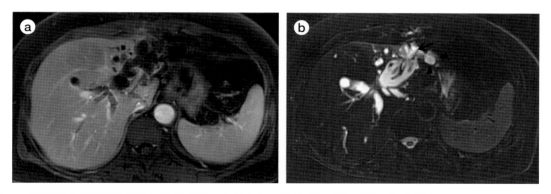

图 6-24 囊肿形成型胆管导管内乳头状肿瘤（气球样黏液癌，黏液囊肿样破裂）

增强（a）和 T2 加权（b）MR 显示含有乳头状病变的左侧肝内胆管明显扩张（箭头）。注意左侧肝下空间（三角箭头）现存的囊性病变，提示肿瘤破裂

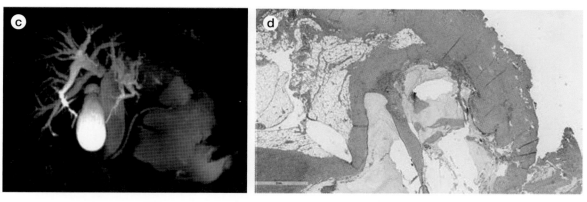

图 6-24　囊肿形成型胆管导管内乳头状肿瘤（气球样黏液癌，黏液囊肿样破裂）（续）

(c) MRCP 显示整个胆管重度扩张。(d) 显微照片显示为黏液囊肿样破裂（箭头）(HE 染色，×10)

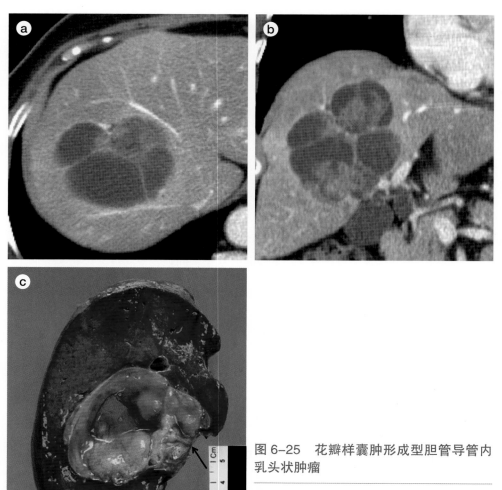

图 6-25　花瓣样囊肿形成型胆管导管内乳头状肿瘤

轴向（a）和冠状位（b）增强 CT 显示为花瓣样分叶状囊性肿瘤，其包含多个具有乳头状表面和多个均匀厚度的隔膜状结构的肿瘤。(c) 切除标本显示囊性肿瘤包含多个具有乳头状表面的小肿瘤，注意收缩的胆管壁（箭头）

本图由韩国首尔世福兰斯医院的金元明（Myung Jin Kim）提供

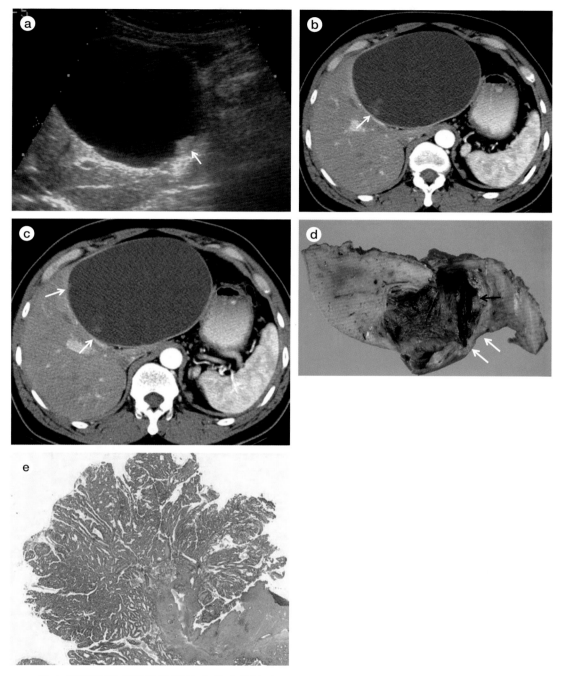

图 6-26 憩室样囊肿形成型胆管导管内乳头状肿瘤 1

(a) 超声显示有一个包含小赘生物的大囊肿（箭头）。(b)、(c) 增强 CT 显示有一个大的囊性病变，其中包含两个隐约可见的小赘生物，其乳头状表面（箭头）附着在厚囊上，胆管没有扩张。(d) 切除标本显示一个厚壁囊肿（白色箭头）含有一个小赘生物（黑色箭头）。(e) 显微照片显示为附着在囊肿壁上的乳头状肿瘤

6.3.5 影像学检查的临床意义

IPNB 是一种癌前病变，切除受肿瘤累及的胆管是首选治疗方法，患者有望长期生存。其影像学表现非常典型，肿瘤仅在胆管内生长，且不会完全阻塞胆管。胆管内黏蛋白的存在有助于诊断。对于浅表扩散类型的肿瘤，诊断可能会很困难，特别是在胆管扩张但未形成明确的胆管内肿块时。一些囊型 IPNB 类似于胆管黏液性囊性肿瘤。无论如何，手术切除对于这两种情况都可能有效。

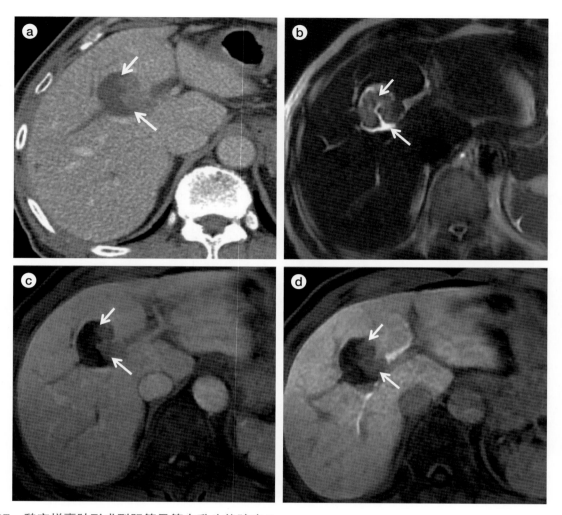

图 6-27　憩室样囊肿形成型胆管导管内乳头状肿瘤 2

(a) 增强 CT 显示肝脏中含有乳头状病变（箭头）的囊肿。T2 加权 (b)、对比增强 (c) 和肝胆特异期 (d) MR 显示肝脏中含有轻度增强乳头状病变的囊肿，该囊性病变与肝内胆管没有明确的相通

本章参考文献

[1] Zen Y, Adsay NV, Bardadin K, et al. Biliary intraepithelial neoplasia: an international interobserver agreement study and proposal for diagnostic criteria. Mod Pathol. 2007;20:701–9.

[2] Nakanuma Y, Curado M-P, Franceschi S, et al. Tumours of the liver and intrahepatic bile ducts. In: Basman FT, Caneiro F, Hurban RH, Theise ND, editors. WHO classification of tumours of digestive system. Lyon, France: International Agency for Research on Cancer Press; 2010. p. 196–7, 217–224.

[3] Nakanuma Y, Sripa B, Vatanasapt V, Leong AS-Y, Ponchon T, Ishak KG. Intrahepatic cholangiocarcinoma. In: Hamilton SR, Aaltonen LA, editors. World Health Organization classification of tumorous. Pathology and genetics of tumours of the digestive system. Lyon, France: Internal Agency for Research on Cancer Press; 2000. p. 173–80.

[4] Chen TC, Nakanuma Y, Zen Y, et al. Intraductal papillary neoplasia of the liver associated with hepatolithiasis. Hepatology. 2001;34:651–8.

[5] Nakanuma Y, Sasaki M, Ishikawa A, Tsui W, Chen TC, Huang SF. Biliary papillary neoplasm of the liver. Histol Histopathol. 2002;17:851–61.

[6] Zen Y, Fujii T, Itatsu K, et al. Biliary papillary tumors share pathological features with intraductal papillary mucinous

neoplasm of the pancreas. Hepatology. 2006;44:1333–43.

[7]　Lim JH, Yi CA, Lim HK, Lee WJ, Lee SJ, Kim SH. Radiological spectrum of intraductal papillary tumors of the bile ducts. Korean J Radiol. 2002;3:57–63.

[8]　Lim JH, Yoon KH, Kim SH, et al. Intraductal papillary mucinous tumor of the bile ducts. Radiographics. 2004;24:53–66; discussion 66–7.

[9]　Suh KS, Roh HR, Koh YT, Lee KU, Park YH, Kim SW. Clinicopathologic features of the intraductal growth type of peripheral cholangiocarcinoma. Hepatology. 2000;31:12–7.

[10]　Yeh TS, Tseng JH, Chiu CT, et al. Cholangiographic spectrum of intraductal papillary mucinous neoplasm of the bile ducts. Ann Surg. 2006;244:248–53.

[11]　Oshikiri T, Kashimura N, Katanuma A, et al. Mucin-secreting bile duct adenoma—clinicopathological resemblance to intraductal papillary mucinous tumor of the pancreas. Dig Surg. 2002;19:324–7.

[12]　Lee SS, Kim MH, Lee SK, et al. Clinicopathologic review of 58 patients with biliary papillomatosis. Cancer. 2004;10:783–93.

[13]　Kim YS, Myung SJ, Kim SY, et al. Biliary papillomatosis: clinical, cholangiographic and cholangioscopic findings. Endoscopy. 1998;30:763–7.

[14]　Holtkamp W, Reis HE. Papillomatosis of the bile ducts: papilloma-carcinoma sequence. Am J Gastroenterol. 1994;89:2253–5.

[15]　Lim JH, Jang KT. Mucin-producing bile duct tumors: radiological-pathological correlation and diagnostic strategy. J Hepatobiliary Pancreat Sci. 2010;17:223–9.

[16]　Lim JH, Jang KT, Choi D. Biliary intraductal papillary-mucinous neoplasm manifesting only as dilatation of the hepatic lobar or segmental bile ducts: imaging features in six patients. AJR Am J Roentgenol. 2008;191:778–82.

[17]　Zen Y, Fujii T, Itatsu K, et al. Biliary cystic tumors with bile duct communication: a cystic variant of intraductal papillary neoplasm of the bile duct. Mod Pathol. 2006;19:1243–54.

[18]　Lim JH, Jang KT, Rhim H, Kim YS, Lee KT, Choi SH. Biliary cystic intraductal papillary mucinous tumor and cystadenoma/cystadenocarcinoma: differentiation by CT. Abdom Imaging. 2007;32:644–51.

[19]　Nakanuma Y. A novel approach to biliary tract pathology based on similarities to pancreatic counterparts: is the biliary tract an incomplete pancreas? Pathol Int. 2010;60:419–29.

[20]　Lim JH, Zen Y, Jang KT, Kim YK, Nakanuma Y. Cyst-forming intraductal papillary neoplasm of the bile ducts: description of imaging and pathologic aspects. AJR Am J Roentgenol. 2011;197:1111–20.

第七章　胆管癌

胆管癌，是肝胆系统中仅次于肝细胞癌的第二常见的原发性恶性肿瘤[1]。在西方发达国家的发病率较低，如美国的胆管癌发病率为每 10 万人中 0.8 例，在亚洲等肝吸虫感染及胆管结石病高发地区，该病的发病率相对较高[2, 3]。由于丙型肝炎病毒感染病例的增加，美国和日本的胆管癌发病率逐渐上升[4, 5]。胆管癌以管状腺癌和乳头状腺癌最为多见。

7.1　胆管癌的分类取决于肿瘤形态学特征

根据与胆管的关系，胆管癌可分为三种类型：肿块形成型、管周浸润型和管内生长型[6, 7]（图 7-1、图 7-2）。胆管扩张与肿瘤所在胆管的位置有关。肿瘤位于大胆管时，胆管会发生扩张；肿瘤位于小胆管（如间隔胆管和小叶间胆管）时，胆管则不会出现扩张现象。

肿块形成型胆管癌表现为胆管中出现结节或肿块，邻近的肝实质或胆管周围软组织受到侵犯。

管周浸润型胆管癌倾向于沿胆管壁纵向扩散，不会形成较大的肿块。当肿瘤生长到一定程度，可能形成结节状或结节浸润性肿块。受累的胆管壁呈环状增厚，造成胆管节段性或弥漫性狭窄，最终导致梗阻。病程早期，包括神经束在内的管周软组织易受累及，显微镜下可表现为神经周围浸润或神经浸润。

管内生长型胆管癌呈乳头状、息肉状向管腔内生长。肿瘤源于胆管黏膜上皮细胞，主要在管腔内生长，局限于黏膜层内并沿胆管黏膜表面扩散，不侵犯胆管壁纤维肌肉组织，胆管壁结构完整。大多数管内生长型胆管癌呈胆管内乳头状生长，少数可表现为管状生长而被归类为胆管内管状肿瘤。管状生长类的肿瘤虽被认为是胆管导管内乳头状肿瘤的变体[8]，但它与胆管内肿瘤仍是同一病种。

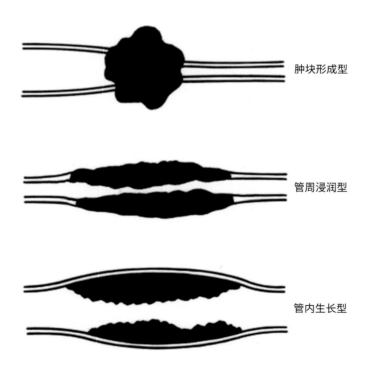

肿块形成型

管周浸润型

管内生长型

图 7-1　胆管癌的三种形态类型

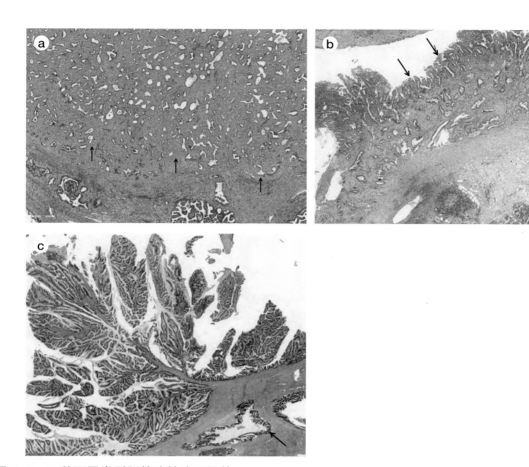

图 7-2　三种不同类型胆管癌的病理图片

(a) 肿块形成型管状腺癌。显微照片显示肿瘤侵及胆管和管周实质组织（箭头）（HE 染色，×10）。(b) 管周浸润型管状腺癌。显微照片显示胆管癌取代黏膜（箭头）、黏膜下层和纤维肌层。肿瘤沿胆管壁纵向扩散，导致胆管壁环状增厚，伴广泛的结缔组织样变及散在的微小肿瘤腺状结构（HE 染色，×10）。(c) 管内生长型乳头状肿瘤，低至高度不典型增生。显微照片显示为胆管内分叶状乳头状肿瘤，可见肿瘤局限于胆管腔内，附着但并未浸润胆管壁，胆管壁完整。箭头所指的是邻近处更小胆管内存在的肿瘤（HE 染色，×10）

7.2　胆管癌的分类取决于肿瘤发生部位

胆管癌的分类 * 有传统型胆管癌、小胆管型胆管癌、大胆管型胆管癌、细胆管细胞癌、管内癌，以及罕见变异型胆管癌。其中，小胆管型胆管癌和大胆管型胆管癌又分为高分化、中分化和低分化型；管内癌分为乳头状型、管内型和浅层扩散型；而罕见变异型又包括鳞状 / 腺鳞状细胞类型、黏液 / 印戒细胞型、透明细胞型、未分化型、神经内分泌型和其他。传统型（肝门周围大胆管型）胆管癌源于肝内大胆管，表现类型为管周浸润型或混合型（管周浸润 – 肿块形成型）（表 7-1）（图 7-3）。大胆管受肿瘤梗阻部位的影响而发生阻塞，胆管也会出现扩张现象。

外周小胆管型胆管癌源于小胆管（如间隔胆管和小叶间胆管），呈结节状生长，形态学上表现为肿块形成型，通过浸润性或压缩性生长方式侵犯肝实质[9]（图 7-3）。即使肿瘤源于胆管，因其位于细小胆管，故也不会引起胆管扩张。

生长在黑林管的胆管癌表现为肿块状腺癌（图 7-3），被称为细胆管细胞癌或细胆管癌[10, 11]，起源于具有分化成肝细胞或胆管细胞的双潜能的肝祖细胞。此类肿瘤具有广泛的替代生长[10] 和胆管不扩张的特点。

---

* 资料来源：Nakanuma Y, et al. Classification of cholangiocarcinoma.World J Hepatol 2010; 27: 419-427。

表 7-1　胆管癌的不同形态类型

胆管类型	胆管癌形态类型
黑林管	肿块形成型
小叶间胆管和间隔胆管	肿块形成型
肝内大胆管	管周浸润型，管周浸润－肿块形成混合型和管内生长型
肝门胆管	管周浸润型
肝外胆管	肿块形成型，管周浸润型和管内生长型
壶腹部	肿块形成型

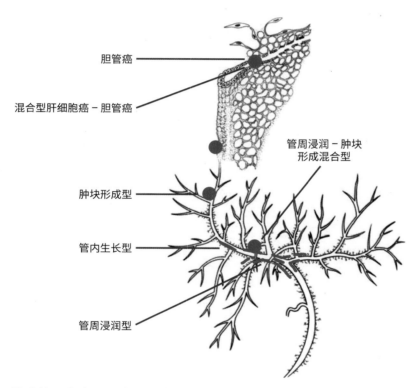

图 7-3　肝内胆管癌的形态类型取决于胆管的解剖结构

肿块形成型肝内胆管癌源于小胆管（间隔胆管和小叶间胆管）；管周浸润－肿块形成混合型肝内胆管癌源于大胆管（左、右肝管的一至三级分支）；管周浸润型肝门胆管癌源于左右肝管和大胆管；管内生长型乳头状胆管癌源于肝内小胆管或大胆管

　　混合型肝细胞癌－胆管癌起源于黑林管，表现为肿块形成型，不引起胆管扩张。有证据表明混合型肝细胞癌－胆管癌的癌变可能与肝祖细胞的恶性转化有关[12,13]。根据世界卫生组织发布的《国际疾病分类》，混合型肝细胞癌－胆管癌分为经典型和具有干细胞特征的亚型，后者再被分为典型亚型、中间细胞亚型和胆管细胞亚型[14]。

　　生长于大的肝内和肝外胆管[9,15-17]的胆管内乳头状肿瘤呈息肉状、乳头状，或在胆管内沿浅表扩散。胆管导管内乳头状肿瘤最初为低恶性肿瘤或癌前病变，存在于胆管腔内的黏膜，可能转变为胆管癌（管状腺癌或黏液癌），并侵犯胆管壁。肝外胆管中，存在三种不同形态的胆管癌（图 7-4）。

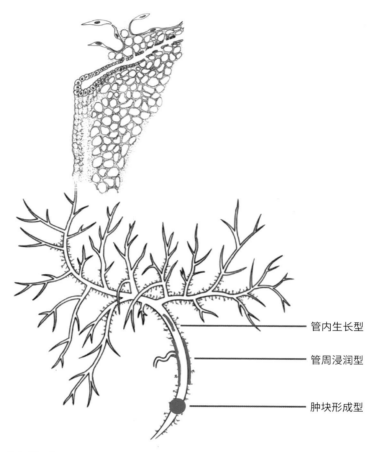

管内生长型

管周浸润型

肿块形成型

图 7-4　肝外胆管癌的三种形态类型

7.3　胆管癌的组织病理学类型

7.3.1　传统管状腺癌

源于肝内大、小胆管的胆管癌是一种浸润性腺癌，其显微形态呈管状或腺泡样（图 7-5），多为中 - 高分化肿瘤，偶见低分化成分混合其中。通常情况下，存在明显的结缔组织增生现象（图 7-6），以及多种类型的炎症反应。肿瘤一般以三种不同的模式生长，即压迫性生长、浸润性生长和通过门静脉的微血管栓塞生长。癌细胞通过淋巴管和神经鞘扩散，在其细胞质和管腔中均可发现黏蛋白。

7.3.2　细胆管细胞癌

源于黑林管的胆管癌为肿块形成型的腺癌，其分化良好，呈腺管状、条索状、筛孔状 *（图 7-7），偶见梭形细胞特征的小绳状型，表现为狭缝样管腔和树突化，类似于细胆管或增殖反应性胆管。世界卫生组织的肿瘤分类将其归类为混合型肝细胞癌 - 胆管癌的一个亚型[14]。与传统的肝内胆管癌相比，细胆管细胞癌的细胞通常较小，具有广泛替代生长的特点，表现为：①肝细胞和癌细胞之间的直接接触，②癌细胞没有或少有压迫周围肝实质，③肝细胞明显被癌细胞取代。

---

* 译者注：此处原书有误，小管状型、腺泡型、索状吻合型（即鹿角样型）应为腺管状、条索状、筛孔状。

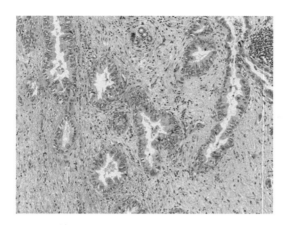

图 7-5 胆管癌 1

显微照片显示管状型胆管癌中主要是管状腺癌的细胞成分（HE 染色，×100）

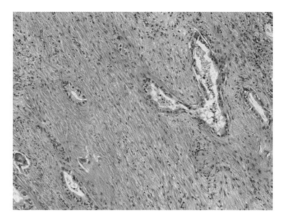

图 7-6 胆管癌 2

显微照片显示胆管癌主要由脱髓鞘的基质和少数肿瘤腺体组成（HE 染色，×100）

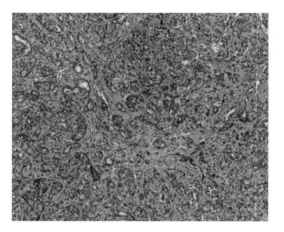

图 7-7 胆管癌 3

显微照片显示胆管肿瘤有炎症细胞浸润和纤维化，肿瘤细胞呈腺管状、条索状和筛孔状排列 *（HE 染色，×100）

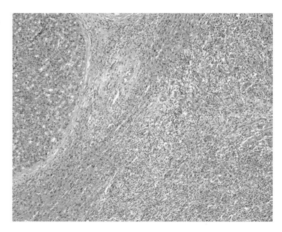

图 7-8 混合型肝细胞癌 – 胆管癌

显微照片显示为肝细胞癌（左 1/3）和胆管癌（右 2/3）的合并成分（HE 染色，×40）

7.3.3 混合型肝细胞癌 – 胆管癌

混合型肝细胞癌 – 胆管癌含有肝细胞癌和胆管癌的明确成分（图 7-8），兼具两者的特征。一般认为，确诊此类疾病既需考虑肝细胞癌的分化状况，如梁索状生长模式、胆汁分泌或胆小管等方面的情况，还需胆管癌的明确证据，如由胆道型上皮、黏蛋白和结缔组织间质形成的腺体结构[18, 19]。除此之外，上述两种成分也可能相互影响。实际上，通过免疫组化和特殊染色明确肝细胞和胆道表型后，才能得到准确的诊断结论[13]。

7.3.4 乳头状腺癌

组织病理学上，乳头状腺癌以柱状上皮细胞在由固有层结缔组织支持的细长纤维血管核心周围增生（图 7-9）而构成的乳头状叶状褶皱为主要特征。管内乳头状肿瘤包括癌前病变、非浸润性癌（原位癌）和浸润性癌，管内乳头状癌包括分化良好的原位乳头状癌和浸润性腺癌，两者均可发生于肝内大管和肝外大管中。

---

*译者注：此处原书有误，小叶状、条索状和鹿角状排列应为腺管状、条索状和筛孔状排列。

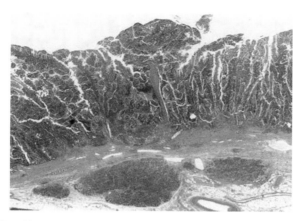

图 7-9　呈高度不典型增生的胆管导管内乳头状肿瘤

显微照片显示导管内生长的乳头状肿瘤呈叶状褶皱，由覆盖中央的纤维血管核心的柱状上皮细胞的增生组成（HE 染色，×10）

7.3.5　其他

　　肝内胆管癌有多种变种，如鳞状/腺鳞状细胞癌、黏液癌、肉芽肿环状癌、透明细胞癌、未分化癌，以及神经内分泌癌等[20]。

7.4　肝内胆管癌

7.4.1　肿块形成型肝内胆管癌

　　因在其早期无相关临床症状，肿块形成型肝内胆管癌在发现时常表现为较大的肿块。大多数情况下，由于其纤维基质丰富，此类肿瘤质地坚实，呈白灰色，边界清楚、呈波浪状或分叶状（图 7-10）。当中央瘢痕组织较大时，肿瘤可以被检测到。此外，由于肿瘤倾向于侵入门静脉的邻近外周分支，因而卫星肿瘤，尤其是主肿瘤周围的卫星肿瘤，并不少见。

　　在影像学上，肝内胆管癌常表现为边界清晰的单一肿块，边缘呈波浪状。卫星灶或子灶常见，大小不一。在增强 CT 或 MR 上，动脉期图像中的肿瘤经常表现为周边较薄或较厚的边缘强化（图 7-11），延迟期图像中则表现为造影剂在肿瘤外周被冲刷，但逐渐向心性强化（图 7-12～图 7-14）。根据细胞周围部分的厚度，肿块可能呈现出靶状（图 7-14）。整个肿块可能在延迟相位图像上得到增强。根据细胞和纤维成分，肿块的中心部分可能会均匀或不均匀地增强（图 7-12～图 7-14）。动脉期的增强，以及门静脉期和延迟期的持续增强，并不罕见。在病理相关性上[21]，特别是当肿块较小时（图 7-15），这反映出肿瘤的结缔组织间质较少和细胞成分更多。

　　偶尔，肝静脉可不受干扰地穿过肿块的中心部分。当肿瘤紧挨着包膜时，包膜皱缩较为常见（图 7-14）。胆管扩张取决于肿瘤的来源部位。当肿瘤源于大的肝内胆管时，胆管扩张。另一方面，当肿瘤源自周围小胆管（小叶间胆管或间隔胆管）时，胆管则不会扩张（图 7-11～图 7-15）。

　　在超声上，肿瘤边界清晰，呈低回声或高回声，均匀或不均匀，具有分叶状边界。此外，可能有小的卫星结节。这些表现可通过超声检查将其与其他肿瘤（如肝细胞癌或转移性肿瘤）区分开。

　　在 MR 上，这些肿瘤在 T1 加权图像中呈低信号，而在 T2 加权图像中呈高信号，包膜不可见。T2 加权图像上可见中央低信号，反映纤维变性的存在，这有助于将其同转移性肿瘤区分开。在动态 MR 上，增强模式与动态 CT 相同。在扩散加权图像上，这些肿块表现为扩散受限，并呈现高强度信号。

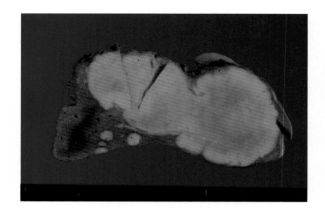

图 7-10　肿块形成型肝内胆管癌 1

切除标本显示为边界清楚的肿块，淡黄色的外围部分代表细胞成分，棕色的中心部分代表结缔组织成分，注意存在小的卫星结节

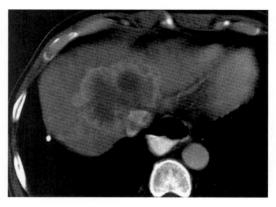

图 7-11　肿块形成型肝内胆管癌 2

动脉期增强 CT 显示为边界清晰、边缘呈分叶状的肿块，周围增强部分主要反映为细胞成分，中心非增强部分主要反映为纤维化成分

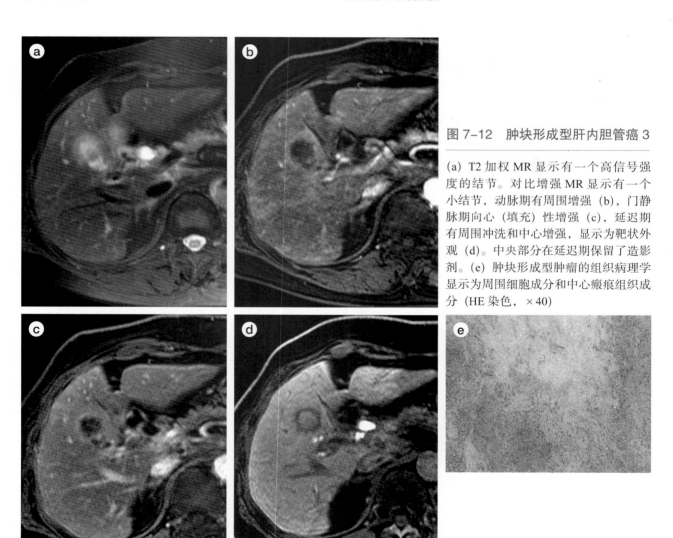

图 7-12　肿块形成型肝内胆管癌 3

(a) T2 加权 MR 显示有一个高信号强度的结节。对比增强 MR 显示有一个小结节，动脉期有周围增强（b），门静脉期向心（填充）性增强（c），延迟期有周围冲洗和中心增强，显示为靶状外观（d）。中央部分在延迟期保留了造影剂。(e) 肿块形成型肿瘤的组织病理学显示为周围细胞成分和中心瘢痕组织成分（HE 染色，×40）

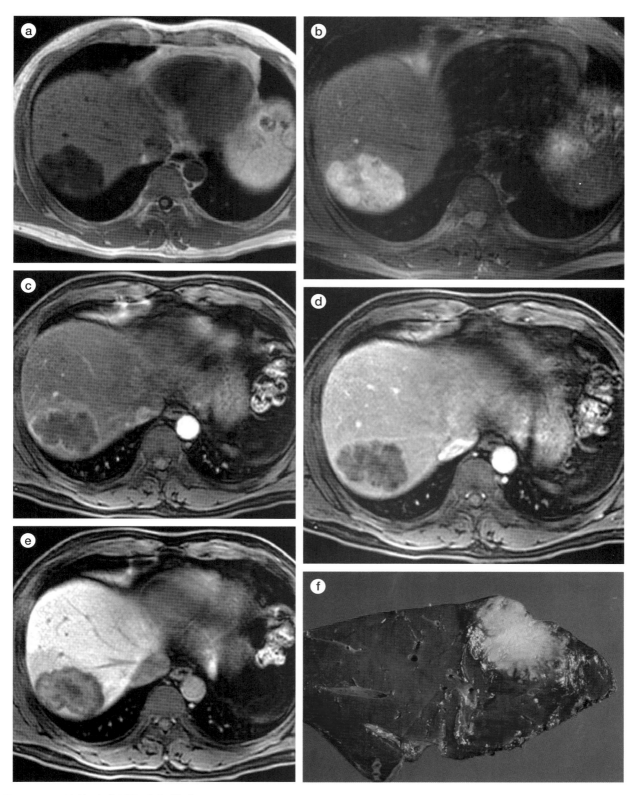

图 7-13　肿块形成型肝内胆管癌 4

T1 加权（a）和 T2 加权（b）MR 显示有一个边界清晰的肿块，具有低（a）和高（b）的信号强度。对比增强 MR 显示，动脉期（c）向心性异质性增强（d）时，边缘呈波浪状，周围边缘呈带状增强；延迟期（e）时，中心呈靶状、渐进性增强，周围消退。（f）切除标本显示为周围型肿块，其中心有纤维化成分（颜色发白）

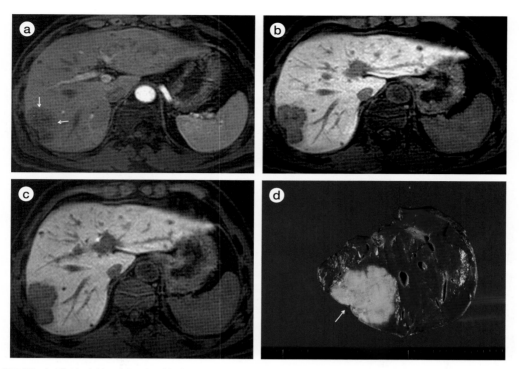

图 7-14　紧贴肝包膜的肿块形成型胆管癌

对比增强 MR 显示为动脉期（a）的周边增强（箭头），门静脉期（b）的中央增强和延迟期（c）的周边包膜。注意肿块表面的凹陷。(d) 肿块切面的照片显示肝脏包膜表面存在凹陷（箭头）

　　当肿块形成型肝内外周胆管癌较小时，肿瘤血管丰富，影像学上的表现可能与肝细胞癌相似，这可能是因为当肿瘤较小时，中心结缔组织不是肿瘤的主要成分，而细胞成分占了主要地位[21]。在病毒性肝炎或肝硬化患者中出现的胆管癌，往往在动脉期表现为富血管肿块，而在门静脉期出现冲刷模式，特别是当肿瘤直径小于 3 cm 时，这可能使其与小肝癌的鉴别变得困难[22]。极少数病例中，胆管癌可能表现为多中心肿块（图 7-16）。胆管癌很少表现出黏液囊样特征，即大量的黏液分泌，有证据表明这种类型的肿瘤来源于胆管导管内乳头状肿瘤（图 7-17）。

　　除了发现肝内胆管扩张表明其来源于大胆管之外，肿块形成型肝门周围胆管癌与肝内外周胆管癌的表现基本相同。大多数肝门部胆管癌会导致左右肝管梗阻，在这种情况下，肿块可能覆盖并分离胆管。

　　肝内胆管癌分为小胆管型和大胆管型[23-25]（表 7-2）。大胆管型胆管癌发生于肝内大胆管靠近肝门和左右肝管的第二汇合处，并与肝外胆管癌相似（图 7-18～图 7-20）。小胆管型胆管癌通常发生在肝内胆管的周围部分（图 7-21、图 7-22）。胆管细胞癌*是小胆管型胆管癌的亚型之一（图 7-23）。

7.4.1.1　胆管癌

　　胆管癌是一种肿块形成型胆管肿瘤，占日本原发性肝肿瘤的 0.5%[26]，也被称为胆管细胞癌。在日本，胆管癌病例中约有一半与丙型或乙型肝炎有关。最近，有人提出胆管癌起源于肝祖细胞，存在于胆管树最小、最外围的分支，即胆小管或黑林管[27, 28]。

　　胆管肿瘤源于具有双潜能的肝祖细胞。肝祖细胞能分化为肝细胞还是胆管细胞[29]，取决于哪种细胞成分受损更多。胆管癌常由肝细胞癌样和（或）胆管癌样部分组成，在肿瘤内同时含有肝细胞癌或胆管癌成分（图 7-24、图 7-25）。肿瘤细胞形成具有丰富纤维间质的小腺体，其影像学特征与肝细胞癌和胆管癌相似，或兼具两者的特征。肝细胞癌样成分表现出肝细胞癌的特征，如早期动脉增强和消退；胆管癌样成分则表现出早期周边增强和延迟同心增强[30]。

---

* 译者注：此处原书有误，胆管癌应为胆管细胞癌。

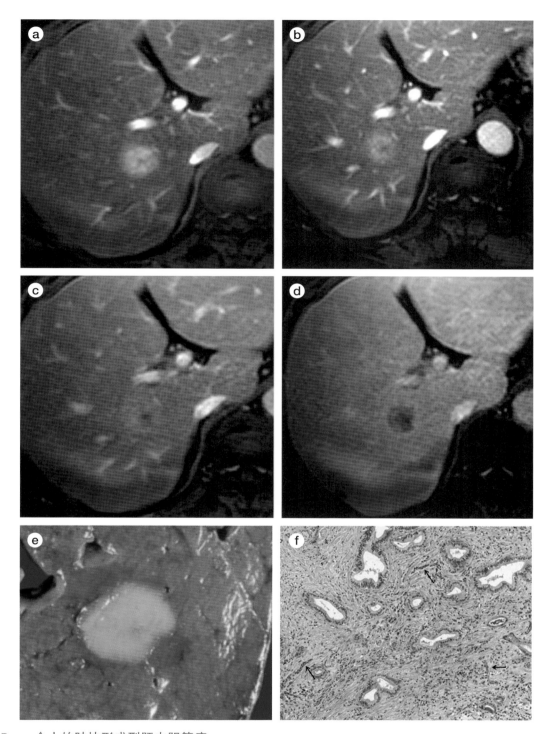

图 7-15 一个小的肿块形成型肝内胆管癌

对比增强 MR 显示动脉期（a）早期增强，门静脉期（b）和延迟期（c）持续增强，肝细胞期（d）信号强度低。(e) 肿块照片显示有一个边界清晰的肝内均质肿块。(f) 显微照片显示为细胞、纤维化成分及血管（箭头），可解释 MR 图像的早期和持续增强（HE 染色，×100）

　　胆管癌通常在 CT、MR 和血管造影中表现为高血管性[30]。在动脉期 CT 和 MR 上，这些病变表现为结节或小肿块，早期全部增强或早期周围增强（图 7-24、图 7-25）。由于患者常感染丙型或乙型肝炎，胆管癌在临床和放射学上很容易被误认为是肝细胞癌。

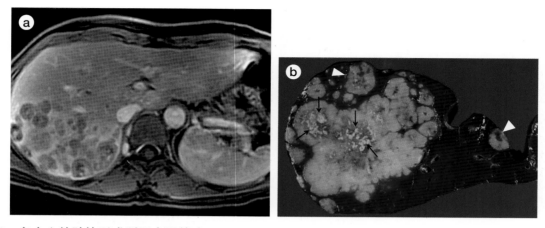

图 7-16　多中心的肿块形成型肝内胆管癌

(a) 延迟期增强 MR 显示有多个小肿块，周围和中心增强反映为多个目标。(b) 切除标本显示为巨大的肿块形成型肿瘤，并伴有中心坏死（箭头）和多个卫星结节（三角箭头）

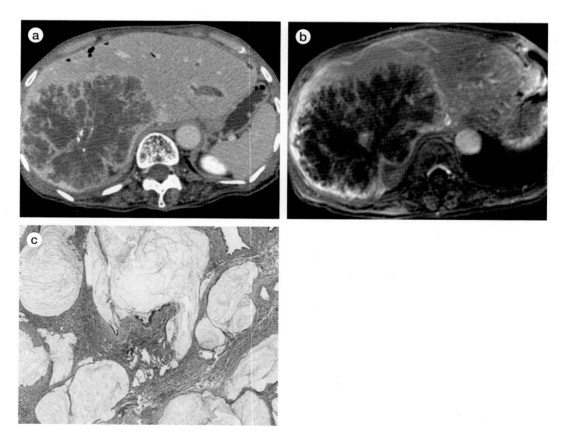

图 7-17　产生黏蛋白的肿块形成型肝内胆管癌

对比增强 CT (a) 和 MR (b) 显示有一个大的低衰减肿块，其中有无数增强的小梁。(c) 显微照片显示黏蛋白分泌旺盛 (HE 染色，×40)

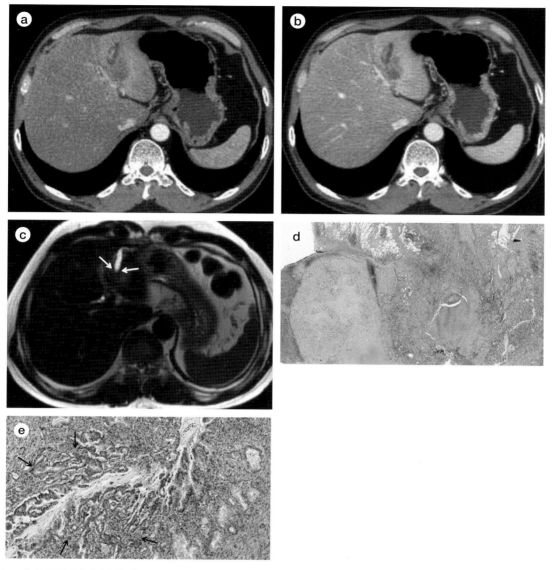

图 7-18 大胆管型肝内胆管癌 1

对比增强动脉期（a）和门静脉期（b）CT 显示肝脏左侧段内有一个边界不清的延迟增强肿块。（c）T2 加权横断位 MR 显示为肝脏左侧段内信号强度稍高的肿块，并伴有肝内胆管周围扩张（箭头）。（d）显微照片显示为肿块形成型肿瘤（图像左侧）和管周浸润型肿瘤（图像右侧）。（e）显微照片显示为管周浸润型导管腺癌（箭头）（HE 染色，×40）

7.4.1.2 混合型肝细胞癌-胆管癌

从组织学上看，混合型肝细胞癌-胆管癌是一组异质性原发性肝肿瘤。根据 2019 年世界卫生组织分类[31]，混合型肝细胞癌-胆管癌是一种原发性肝癌，其定义是同一肿瘤内明确存在肝细胞和胆管细胞分化肿瘤。

混合型肝细胞癌-胆管癌是一种同时含有肝细胞癌与胆管癌混合成分的肿块形成型肿瘤，在原发性肝癌中所占比例不到 1%[14]。该类型肿瘤特有的形式包括典型的肝细胞癌区域和典型的胆管癌区域（图 7-26～图 7-30）。肝细胞癌成分可能分化良好、中等或低分化，肿瘤结节可能有包膜。胆管癌成分也可能分化良好、中度或低分化，通常伴有丰富的间质，也可能存在黏蛋白。在许多混合型肝细胞癌-胆管癌中，在两种成分的分界处有中等形态的病灶[14]。

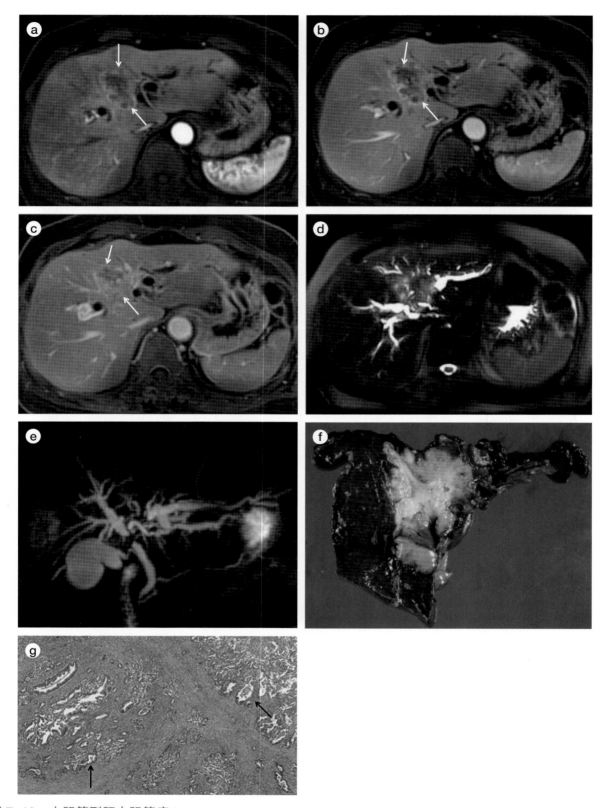

图 7-19　大胆管型肝内胆管癌 2

对比增强动脉期（a）、门静脉期（b）和延迟期（c）MR 显示为肝左叶肿块，动脉期（箭头）周围增强，门静脉期和延迟期（箭头）向心（填充）增强。注意双侧肝内胆管明显扩张。T2 加权横断位 MR（d）和 MRCP（e）显示为肝左叶中信号强度略高的肿块，伴有双侧肝内胆管扩张。（f）切除标本显示为大胆管的管周浸润型肿瘤。（g）显微照片显示为对应于大管表型、相对较大的小管结构（箭头）

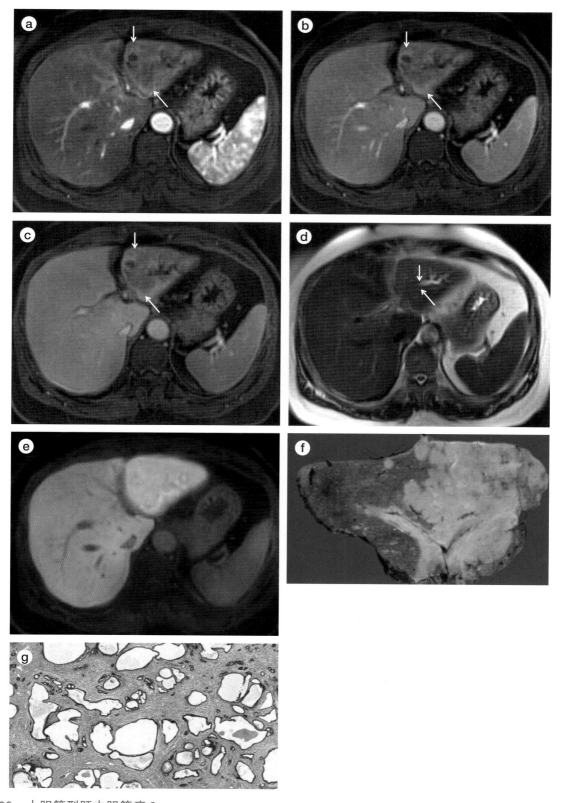

图 7-20 大胆管型肝内胆管癌 3

对比度增强的动脉期 (a)、门静脉期 (b) 和延迟期 (c) MR 显示肝脏左外侧段有一个轻度延迟增强的肿块 (箭头)。
(d) T2 加权横断位 MR 显示左肝内胆管外周扩张 (箭头)。(e) PET/CT 显示整个肝脏左外侧段的 FDG 摄取量较高。
(f) 切除标本显示肝脏左外侧段有黄色的肿块。(g) 显微照片显示为管状导管腺癌 (HE 染色，×40)

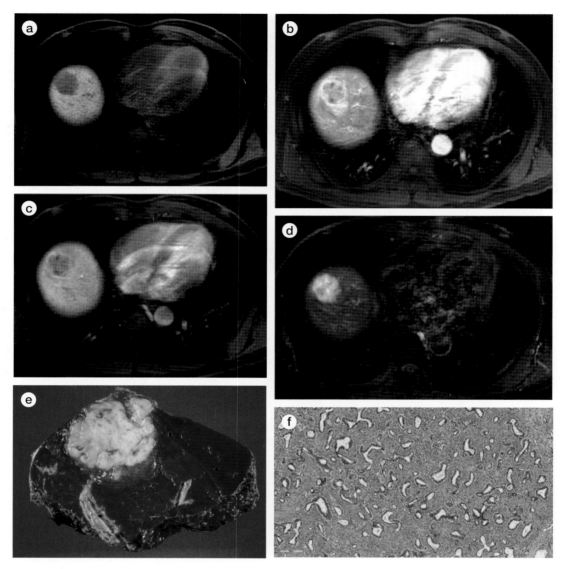

图 7-21　小胆管型肝内胆管癌 1

(a) 对比前 T1 加权 MR 显示肝右叶顶部有一个边界清晰的低信号强度肿块。对比增强动脉期 (b) 和门静脉期 (c) MR 显示动脉期肿块周边增强，门静脉期肿块轻度延迟增强。(d) T2 加权横断位 MR 显示肝右叶顶部有一个高信号强度肿块。(e) 切除标本显示肿块形成型淡黄色肿瘤。(f) 显微照片显示为胆管癌的小胆管结构（HE 染色，×100）

7.4.2　管周浸润型肝内胆管癌

管周浸润型胆管癌沿胆管壁生长，并产生弥漫性增厚，无离散性灶性肿瘤肿块（图 7-22、图 7-26）。受累的胆管长度不一，胆管壁增厚变窄，最终导致梗阻。管周浸润型胆管癌在肝外周并不常见，但约 80% 的肝门部胆管癌属于这种类型[9]。

病理学上，管周浸润型胆管癌产生严重的纤维化，并因此导致胆管壁增厚。增厚的胆管壁由大面积纤维化组成，其中包裹着一些肿瘤细胞灶（图 7-31）。纤维化引起胆管壁在动脉期和延迟期图像上的强烈增强。

影像学上，受累胆管呈不同程度增厚，管腔变窄（图 7-31）。增强 CT 和 MR 显示增厚部位出现明显的对比增强，这是典型的浸润型肝门胆管癌表现[7]（图 7-32）。在胆管造影中，管腔可能显得非常狭窄，并可见线状胆管。通常，受累胆管完全阻塞，胆管癌近端胆管扩张。肝门部胆管癌通常与大叶或节段性

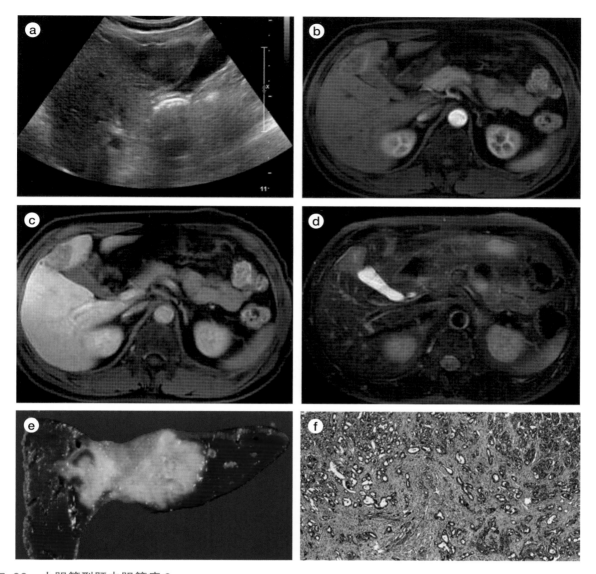

图 7-22　小胆管型肝内胆管癌 2

(a) 超声显示肝脏第 4 段内有一个低回声肿块。对比增强动脉期 (b) 和延迟期 (c) MR 显示动脉期肝脏第 4 段内肿块周围增强，延迟期肿块延迟增强。(d) T2 加权横断位 MR 显示肝脏第 4 段内有一个信号强度稍高的肿块。(e) 切除标本显示淡黄色肿块形成肿瘤。(f) 显微照片显示为小胆管型胆管癌 (HE 染色，×100)

肝实质萎缩相关，这可能是因为门静脉受侵犯和阻塞后导致血流减缓及胆管长期扩张，从而使得静脉分流。有时，肝内大胆管中会同时出现肿块形成型和管周浸润型胆管癌 (图 7-33、图 7-34)。

7.4.3　管内生长型肝内胆管癌

大多数肝内胆管内生长的胆管癌源自胆管导管内乳头状肿瘤，因此，这些肿瘤表现出与胆管导管内乳头状肿瘤相似的病理和影像学特征，详见章节 6.3。胆管受侵犯程度通常很小，微浸润性胆管导管内乳头状癌的大体和影像学特征与胆管导管内乳头状肿瘤相似。受肿瘤大面积侵犯时，胆管壁破裂，肿瘤会突破胆管壁而进一步侵犯肝脏。

胆管可能由于肿瘤本身或过多的黏蛋白造成不完全阻塞而扩张。肝叶或节段胆管的弥漫性扩张程度与肺部支气管扩张类似，取决于黏蛋白产生的量[15-17] (图 7-35、图 7-36)。

导管内肿瘤很少显示单纯的管状或管状乳头状结构。极少数情况下，低分化腺癌在管腔内形成肿块。

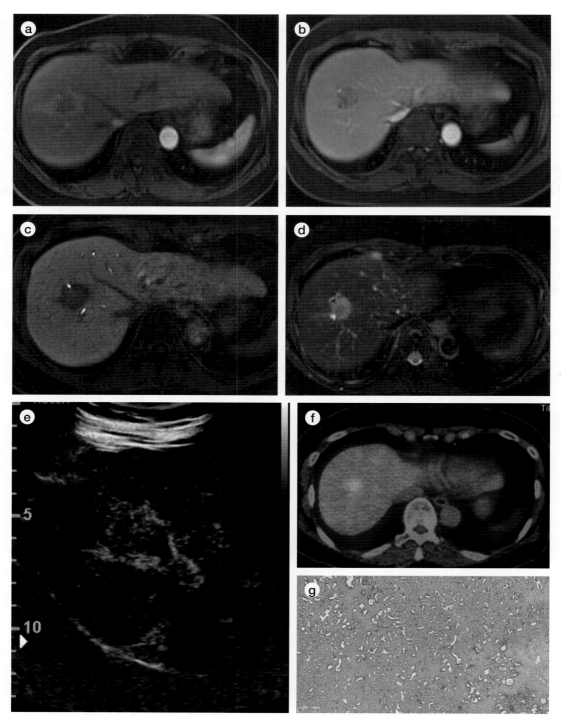

图 7-23　肝内胆管细胞癌

对比增强动脉期（a）和门静脉期（b）MR 显示动脉期肝脏第 8 段肿块周围增强，门静脉期肿块轻度延迟增强。（c）肝胆期 T1 加权 MR 显示肝脏第 8 段肿块为低信号肿块。（d）T2 加权横断位 MR 显示肝脏第 8 段肿块为高信号肿块。（e）超声造影显示动脉期肿块增强。（f）PET/CT 显示肿块中 FDG 摄取量高。（g）显微照片显示为小管型胆管细胞癌（HE 染色，×40）

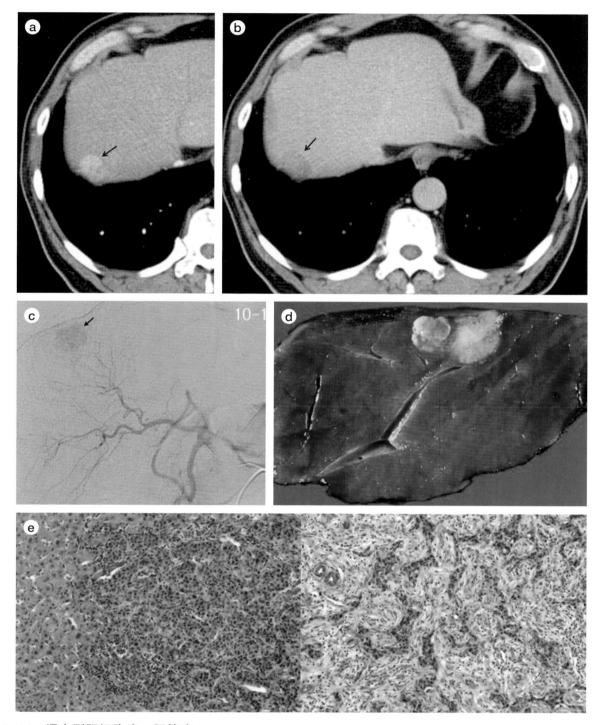

图 7-24 混合型肝细胞癌 – 胆管癌 1

对比增强 CT 显示包膜下区域的小结节在动脉期增强（a）（箭头），延迟期消退（b）（箭头）。（c）肝动脉造影显示为血管丰富的肿瘤（箭头）。（d）切除标本显示为边界清晰的分叶结节。（e）显微照片显示为肝细胞成分（左）和胆管成分（右），表现为胆管肿瘤细胞具有小梁和鹿角状生长模式、炎性细胞浸润和纤维化

本图由韩国大邱岭南大学医院的张在春（Jae Chun Chang）提供

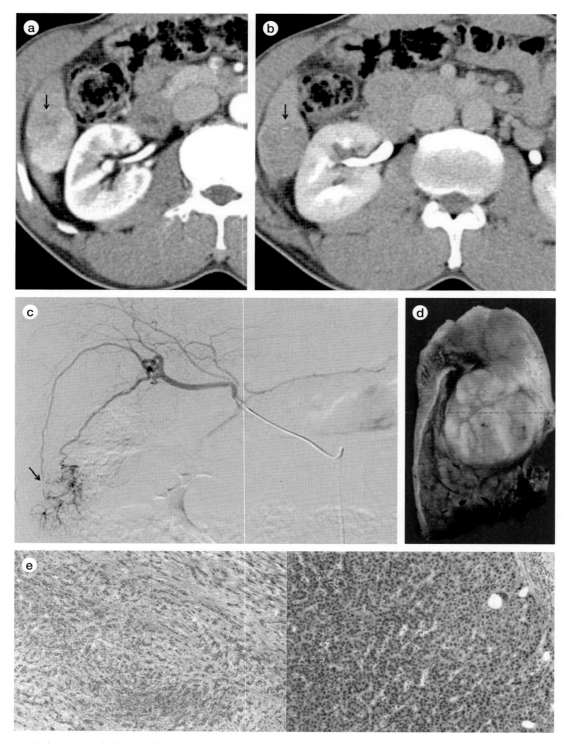

图 7-25　混合型肝细胞癌 – 胆管癌 2

对比增强 CT 显示为动脉期增强（a）和延迟期消退（b）（箭头）。（c）肝动脉造影显示为血管丰富的肿瘤。（d）切除标本显示肝硬化肝脏中有一个边界清晰的小结节。（e）显微照片显示外周部分由较小的立方体细胞组成，这些细胞表现为小梁和导管结构，伴有嗜酸性粒细胞浸润（左），中央部分由肝细胞癌组成（右）

本图由韩国大邱岭南大学医院的张在春（Jae Chun Chang）提供

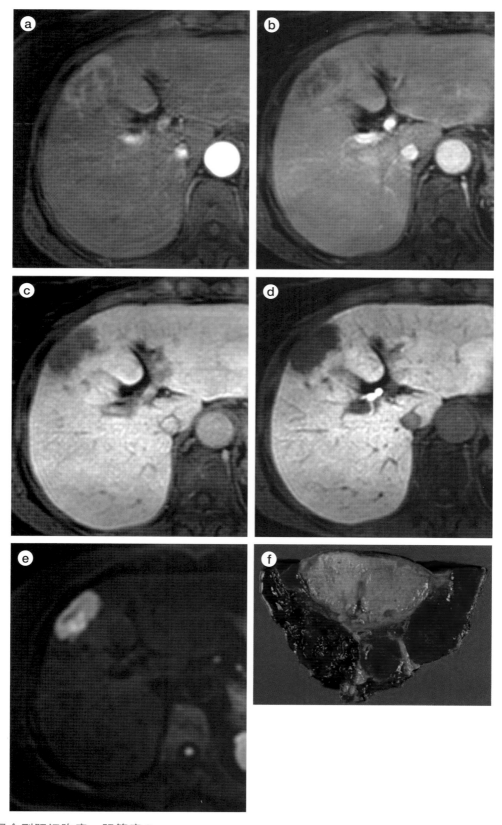

图 7-26　混合型肝细胞癌 - 胆管癌 3

对比增强 MR 显示有一个卵圆形肿块，在动脉期 (a) 和门静脉期 (b) 为早期周边增强；延迟期 (c) 消退；肝细胞期 (d) 缺乏造影剂摄取，呈现为胆管癌样外观。(e) 扩散加权 MR 显示肿块运动受限。(f) 切除标本显示肝脏周边有一个边界清晰的肿块

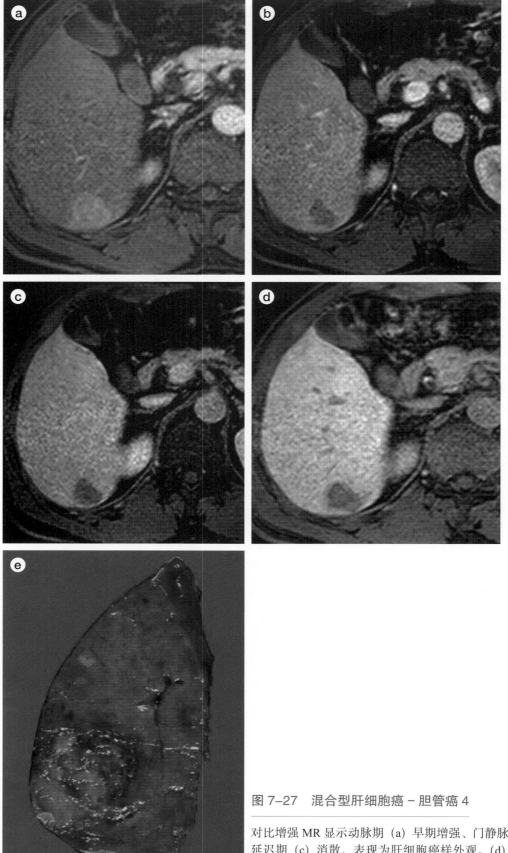

图 7-27　混合型肝细胞癌 - 胆管癌 4

对比增强 MR 显示动脉期（a）早期增强、门静脉期（b）和延迟期（c）消散，表现为肝细胞癌样外观。（d）肝细胞期 MR 显示为低信号强度，缺乏造影剂摄取。（e）切除标本显示为肝细胞癌样肿块

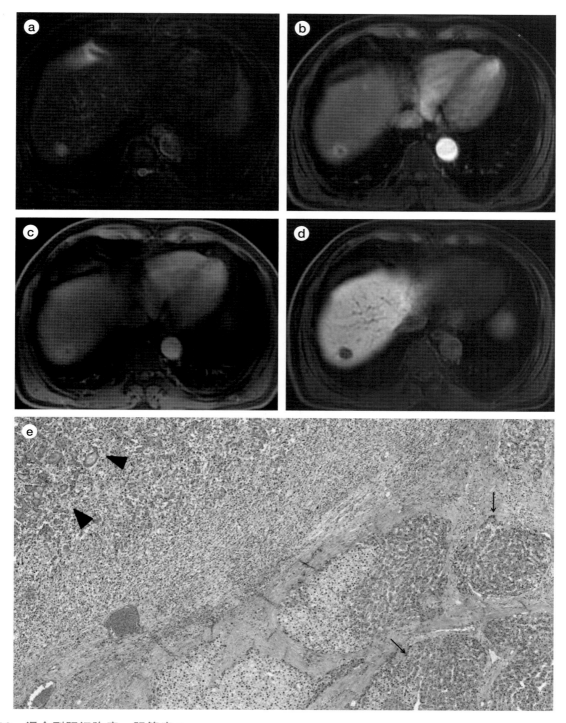

图 7-28　混合型肝细胞癌 – 胆管癌 5

(a) T2 加权横断位 MR 显示肝右叶顶部有一个 1.5 cm 的高信号强度结节。对比增强动脉期 (b) 和门静脉期 (c) MR 显示外周增强。(d) 肝胆期 T1 加权 MR 显示肝右叶顶部有一个低信号结节。(e) 显微照片显示肝细胞癌 (箭头) 和胆管癌 (三角箭头) 混合 (HE 染色，×40)

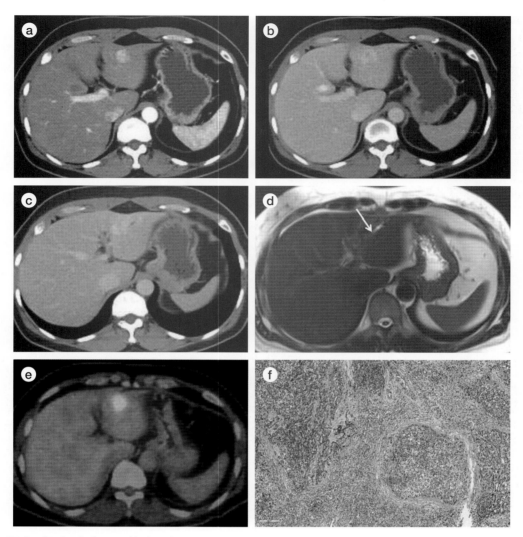

图 7-29　混合型肝细胞癌 – 胆管癌 6

对比增强动脉期 (a)、门静脉期 (b) 和延迟期 (c) CT 显示肝脏左侧段有一个 2 cm 的结节。该结节从动脉期到延迟期持续增强，无消退。(d) T2 加权横断位 MR 显示肝脏左侧段有一个信号强度略高的结节，伴有外周肝内胆管扩张 (箭头)。(e) PET/CT 显示结节中 FDG 摄取率高。(f) 显微照片显示为肝细胞癌 (图像右侧) 和胆管细胞癌 (图像左侧) 混合型 (HE 染色，×40)

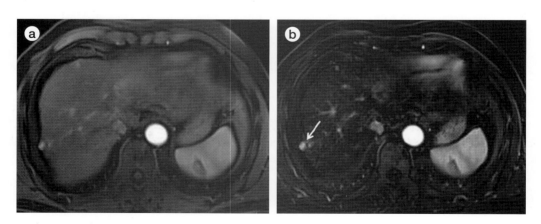

图 7-30　混合型肝细胞癌 – 胆管癌 7

对比增强动脉期 (a) 和动脉消散期 (b) MR 显示肝右叶有一个 1.7 cm 的强化结节 (箭头)

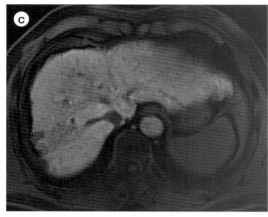

图 7-30 混合型肝细胞癌 - 胆管癌 7（续）

(c) 肝胆期 T1 加权 MR 显示肝脏右叶顶部有一个低信号强度结节。(d) 显微照片显示为腺泡状胆管细胞癌（箭头）和肝细胞癌（三角箭头）(HE染色，×100)

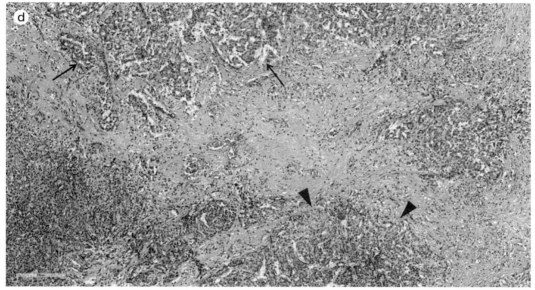

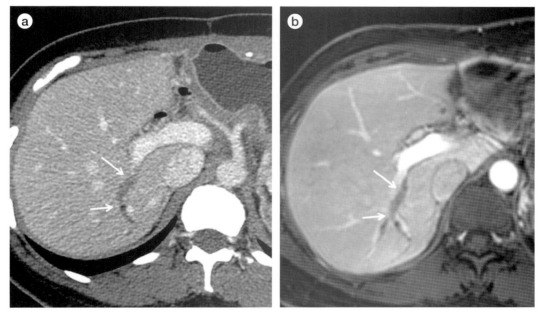

图 7-31 管周浸润型肝内胆管癌

增强 CT（a）和 MR（b）显示右肝管后支壁呈弥漫性节段性增厚（箭头）。增厚胆管壁的强化程度不如邻近肝实质

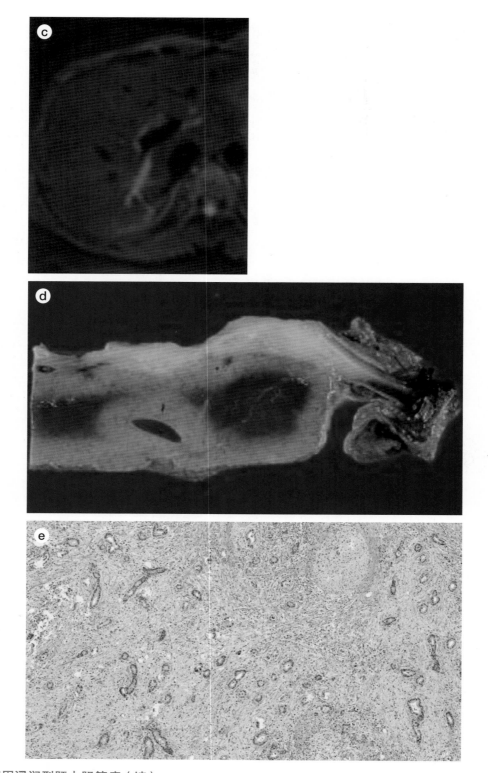

图 7-31　管周浸润型肝内胆管癌（续）

(c) 扩散加权 MR 显示为高信号强度，提示恶性肿瘤。(d) 切除标本显示胆管壁呈节段性增厚，厚度均匀。(e) 增厚胆管
壁的显微照片显示为浸润性胆管腺癌，并伴有广泛的促纤维增生性基质（HE 染色，×40)

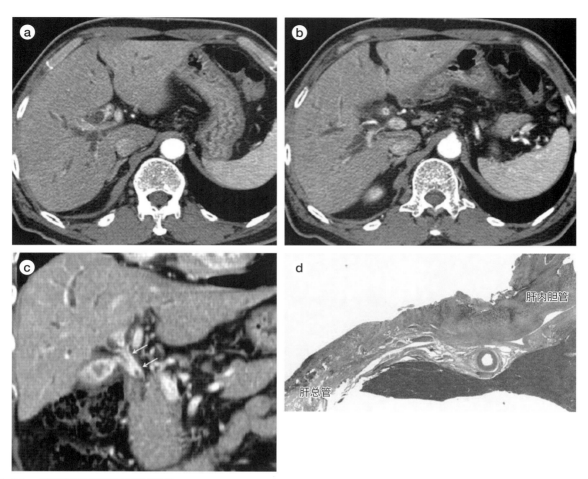

图 7-32 管周浸润型肝门胆管癌

轴向 (a)、(b) 和冠状位 (c) 对比增强 CT 显示肝内左右胆管、交汇处、肝外胆管（箭头）、胆囊管和胆囊呈同心、长、节段性增厚，密度增强。注意模糊的导管周围脂肪浸润。(d) 显微照片显示肿瘤细胞沿肝总管和肝内胆管壁呈弥漫性肿瘤细胞浸润（HE 染色，×5）

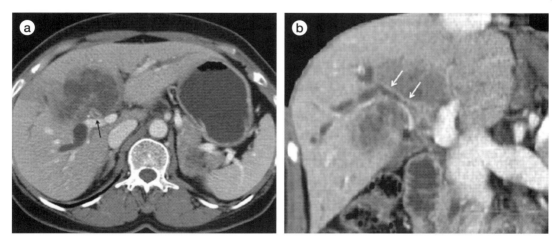

图 7-33 管周浸润－肿块形成混合型肝内胆管癌 1

横断位 (a) 和冠状位 (b) 增强 CT 显示有一个大的、低衰减的、边界清晰的分叶状肿瘤，其边缘有带状增强。右肝管增厚，伴有密度增强（箭头），表示为一个沿胆管的弥漫性浸润性肿瘤

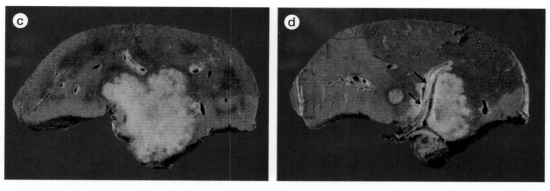

图 7-33　管周浸润 - 肿块形成混合型肝内胆管癌 1（续）

切除标本显示为一个边界清晰的肿块，以及增厚的右肝管（箭头）

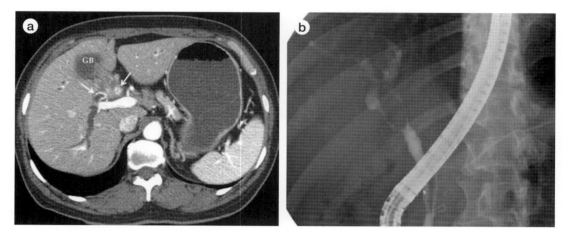

图 7-34　管周浸润 - 肿块形成混合型肝内胆管癌 2

（a）增强 CT 显示左右肝管严重增厚和增强（箭头），周围低衰减肿块向前生长至 GB。（b）ERCP 显示左右肝管呈明显节段性狭窄

GB：胆囊

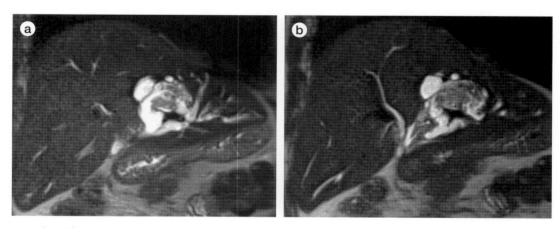

图 7-35　肝内胆管乳头状肿瘤

薄层 MRCP 显示肝内胆管中有乳头状表面的导管内肿瘤

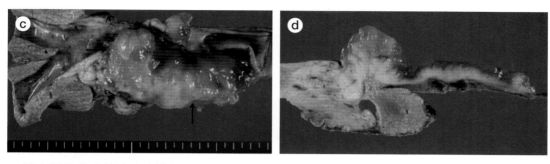

图 7-35　肝内胆管乳头状肿瘤（续）

(c) 切除标本显示为伴有表面黏蛋白的导管内肿瘤（箭头）。(d) 胆管切面显示为伴有表面黏蛋白的胆管导管内乳头状肿瘤

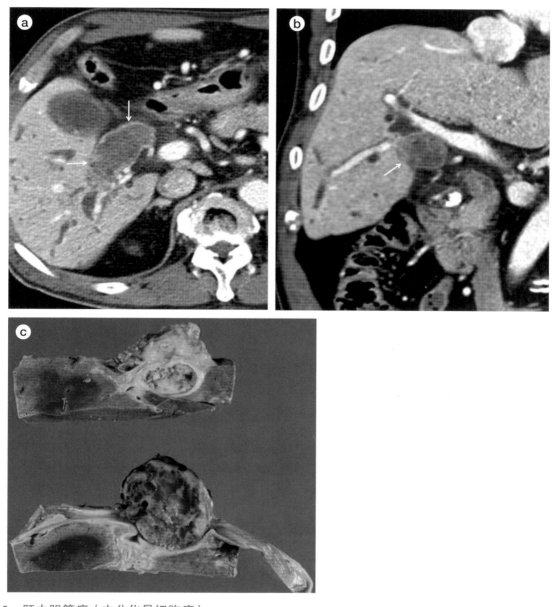

图 7-36　肝内胆管癌（未分化骨细胞癌）

轴向（a）和冠状位（b）增强 CT 显示导管内有一个边界不清的肿块（箭头）。(c) 切除标本显示为坏死的导管内肿块

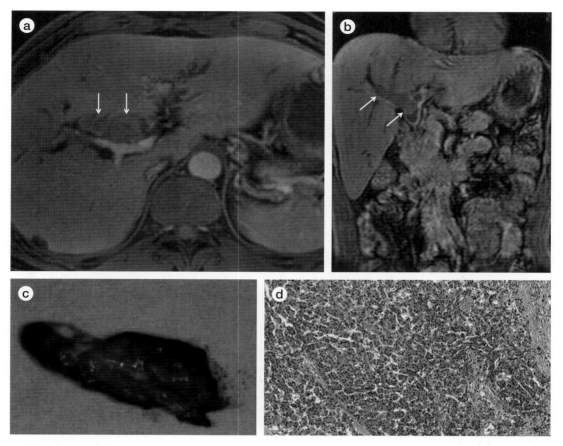

图 7-37　导管内肝细胞癌

(a)、(b) MR 显示导管内肿瘤填充右肝管和肝总管（箭头）。(c) 通过手术从胆管中切除的肿瘤血栓。(d) 病理检查显示为肝细胞癌（HE 染色，×100）

7.4.3.1　肝细胞癌

肝细胞癌可能表现为胆管内肿瘤，呈息肉状或带蒂肿块，导致梗阻性黄疸。肝实质肿瘤可能侵入胆管，像血栓一样在胆管内生长 [32]（图 7-37）。肝细胞癌偶可主要发生在管内，而邻近肝实质中没有肿瘤，此类型肿瘤的胆管壁保持完整。与普通的实质性肝细胞癌一样，胆管内肝细胞癌在增强 CT 或 MR 中增强良好。潜在的肝硬化可能有助于将这些肿瘤与胆管癌区分开。

7.4.3.2　结直肠癌 * 伴胆管转移

胆管是结直肠癌 * 极为罕见的转移部位。结直肠癌 * 伴胆管转移难以诊断，因为原发性胆管癌（可通过手术治疗）也有类似的表现。结直肠癌 * 伴胆管转移与原发性胆管癌的影像学表现十分相似，因此确认既往史对正确诊断十分重要（图 7-38）。

7.5　肝外胆管癌

胆管癌可发生于肝外胆管的任何部位。报告病例中，50% ～ 75% 的胆管癌发生在胆管（包括肝门部）的上三分之一处，10% ～ 25% 发生在中三分之一，10% ～ 20% 发生在下三分之一 [33]。约有 95% 的病例在诊断时表现为肝外胆管梗阻，常见胆管周围淋巴组织、神经及其周围组织受累，浸润邻近动静脉和淋巴结转移亦较普遍。

---

* 译者注：此处原书有误，结肠癌应为结直肠癌。

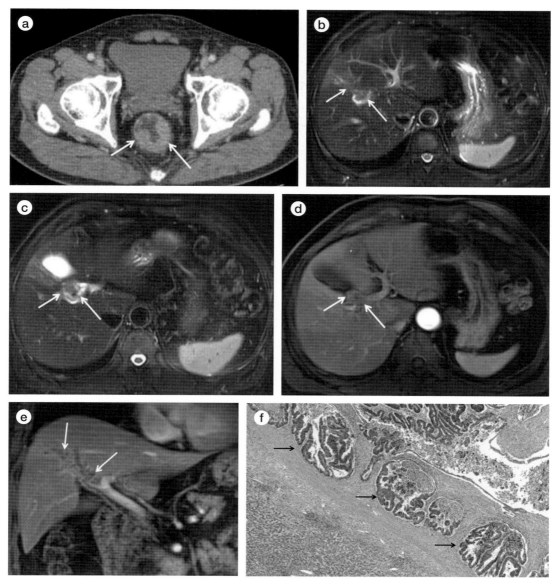

图 7-38　直肠癌伴胆管转移

(a) 对比增强 CT 显示直肠内偏心壁增厚（箭头）。(b)、(c) T2 加权横断位 MR 显示为右肝内的胆管内息肉样病变（箭头）。横断位 (d) 和冠状位 (e) 对比增强 MR 显示右肝内胆管内病变增强（箭头）。(f) 显微照片显示管状肿瘤伴有假性增生和中心坏死，提示转移性直肠癌*（箭头）

7.5.1　肿块形成型肝外胆管癌

肿块形成型肿瘤结节的直径大小为 1 ～ 1.5 cm，肿瘤阻塞胆管管腔，穿透胆管壁，并侵入管周组织（图 7-39）。约 25% 的肝外胆管癌在病程早期阶段，胆管被阻塞，此类患者在肿瘤明显生长前就出现了黄疸症状，因此发病时的肿瘤体积可能比较小[7]。这类型的肿瘤也可兼具肿块形成型与管周浸润型胆管癌的特点（图 7-40）。由于肿瘤堵塞了胆管，导致近端胆管扩张，因此肿块形成型肝外胆管癌很容易通过影像学检查发现，但因其体积较小，需仔细审查图像。

---

*译者注：此处原书有误，结直肠癌应为直肠癌。

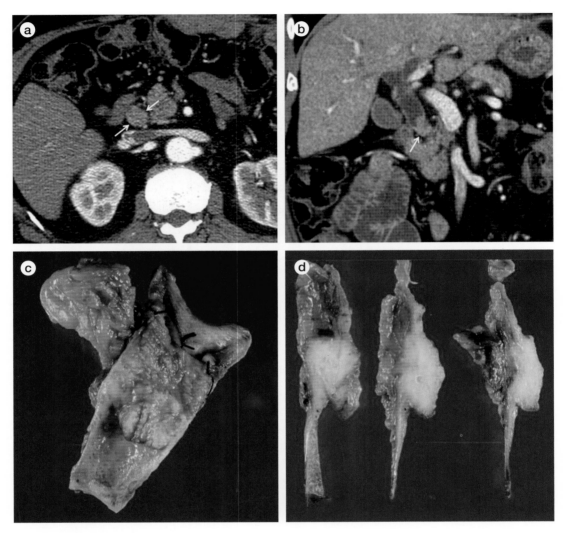

图 7-39　肿块形成型肝外胆管癌

(a)、(b) 冠状位增强 CT 显示肝总管处有一个圆形结节（箭头），伴有胆管完全阻塞而导致近端胆管扩张。(c) 切除标本显示有一个表面不规则的结节性肿块。(d) 切除标本提示结节性肿块浸润并穿透胆管壁

7.5.2　管周浸润型肝外胆管癌

管周浸润型肿瘤表现为肝外胆管局灶性或节段性、同心性增厚，管腔几乎完全梗阻。管壁质地坚韧，呈灰白色，厚度可达 2 mm。肿瘤大小各不相同，长径为 0.5 ～ 6 cm；其累及范围不一，有时可涉及所有肝外胆管，并向近端延伸至肝内胆管。超过 60% 的肝外胆管癌为管周浸润型。

在 CT 或 MR 上，增厚的胆管在轴向和冠状面图像上可分别显示为增强的环状或管状（图 7-41）。因其缺乏局灶性或弥漫性胆管增厚等明显的肿瘤形成特点，难以通过 CT 或 MR 描述其病变 [7]。在胆管梗阻部位，肿瘤边界可显示为呈现过渡区的对称或不对称的胆管壁增厚（图 7-42 ～图 7-45）。胆管造影中，病变部位完全梗阻时无法显影，未完全梗阻时呈线状（图 7-43、图 7-44）。胆管癌可沿黏膜或黏膜下层弥漫性扩散。

管周浸润型胆管癌与急性或复发性化脓性胆管炎不易鉴别，但胆管癌的受累胆管壁较厚，大多超过 1 mm，而胆管炎的胆管壁则薄于 0.5 mm；且胆管受累段的管腔在胆管癌中呈狭窄或闭塞状，而在胆管炎中表现为正常或扩张状。

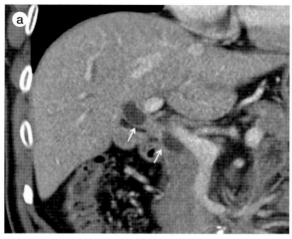

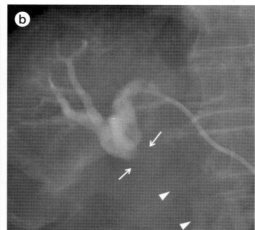

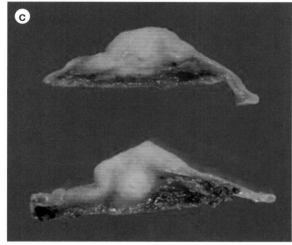

图 7-40　管周浸润－肿块形成混合型肝总管胆管癌

(a) 冠状位增强 CT 显示小肿块及邻近胆管壁增厚（箭头）。(b) 胆管造影显示胆管近乎完全梗阻，并逐渐变窄（箭头）。可见远端胆总管模糊影（三角箭头）。(c) 切除标本显示小肿块及邻近胆管壁增厚

表 7-2　小胆管型和大胆管型肝内胆管癌总结 [23-25]

	小胆管型	大胆管型
主要位置	肝周围实质	近端至肝门区域
大体特征	肿块形成型（mass-forming，MF），MF 特征不清晰	管周浸润型（periductal infiltrating，PI），PI+MF 型
危险因素	慢性肝炎，非胆汁性肝硬化	原发性硬化性胆管炎，肝内胆管结石，肝吸虫感染
假定的细胞起源	小胆管，胆小管，黑林管	肝内大胆管，管周腺
癌前病变	未知	BilIN，IPNB
组织学	小胆管组成：管状，低柱状至立方状细胞，结缔组织增生；导管组成：立方状上皮细胞表现为管状或索状形态，有缝隙状腔体和结缔组织增生	导管或大胆管模式，柱状至立方状上皮，伴结缔组织增生
黏液分泌	非黏液分泌腺体	黏液分泌腺体
周围神经侵犯	(−)	(++)
淋巴侵犯	(+/−)	(++)
肿瘤汇管区	小肿瘤中存在门静脉狭窄	存在管内蔓延
肿瘤边缘	扩张性和浸润性，替代性浸润	浸润性，不规则性
分子异常	*IDH1* 突变，NCAM (+)，N-钙黏着蛋白 (+)	*k-ras* 突变，S100P (+)，MMP7 (+)

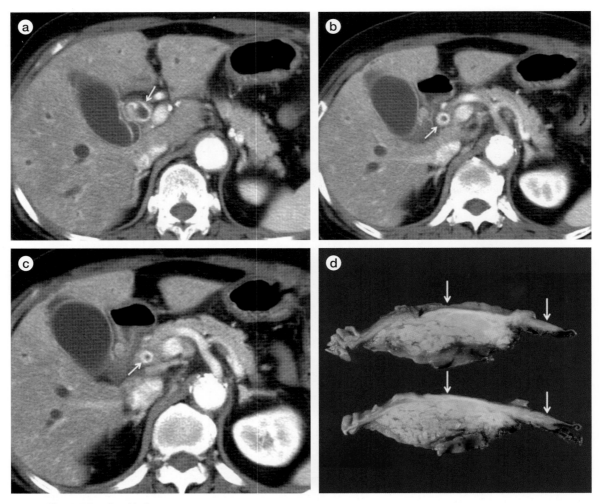

图 7-41 管周浸润型胆管癌

(a) ～ (c) 增强 CT 显示胆总管呈同心性增厚，高度强化（箭头）。(d) 切除标本切面显示胆管壁均匀增厚（箭头）

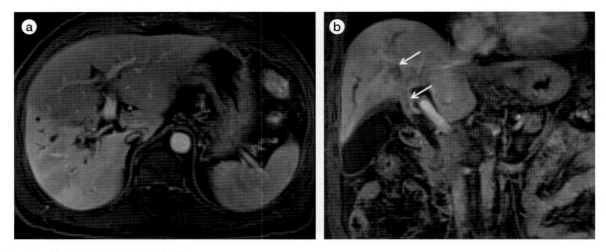

图 7-42 管周浸润型肝门胆管癌 1

横断位（a）和冠状位（b）增强 MR 显示肝门部胆管和肝总管（箭头）呈同心性、节段性增厚

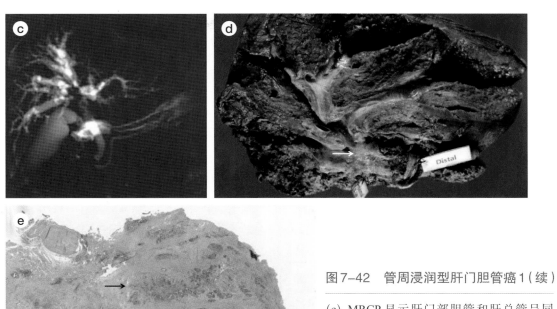

图 7-42 管周浸润型肝门胆管癌 1（续）

（c）MRCP 显示肝门部胆管和肝总管呈同心性、节段性增厚。（d）切除标本显示肝门部胆管和肝总管呈节段性增厚（箭头）。（e）显微照片显示为管周浸润型胆管腺癌（箭头）（HE 染色，×10）

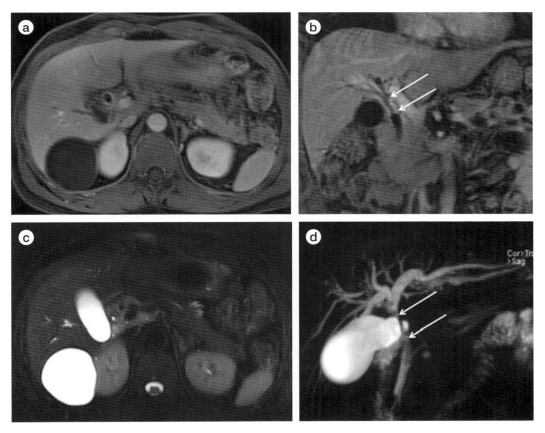

图 7-43 管周浸润型肝门胆管癌 2

横断位（a）和冠状位（b）增强 MR 显示肝门部胆管和肝总管呈同心性、节段性增厚（箭头）。T2 加权横断位 MR（c）和 MRCP（d）显示肝门部胆管和肝总管呈同心性、节段性增厚（箭头）

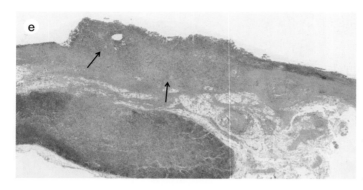

图 7-43　管周浸润型肝门胆
管癌 2（续）

（e）显微照片显示为管周浸润型
肿瘤（箭头）

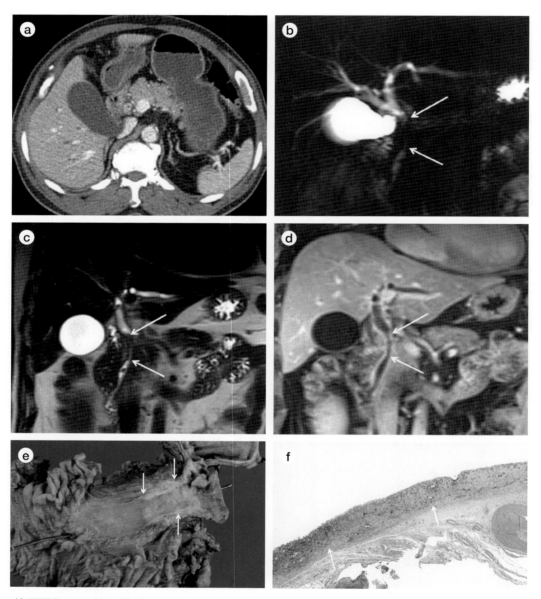

图 7-44　管周浸润型肝外胆管癌 1

（a）增强 CT 显示胆总管壁呈同心性增厚。MRCP（b）和 T2 加权冠状位（c）*显示胆总管呈同心性、长节段性增厚（箭头）。
（d）冠状位增强 CT 显示胆总管呈同心性、长节段增厚（箭头）。（e）切除标本显示胆总管呈节段性增厚（箭头）。（f）显
微照片显示为管周浸润型肿瘤（箭头）

*译者注：此处原书有误，T2 加权冠状位（c）和 MRCP（d）应为 MRCP（b）和 T2 加权冠状位（c）。

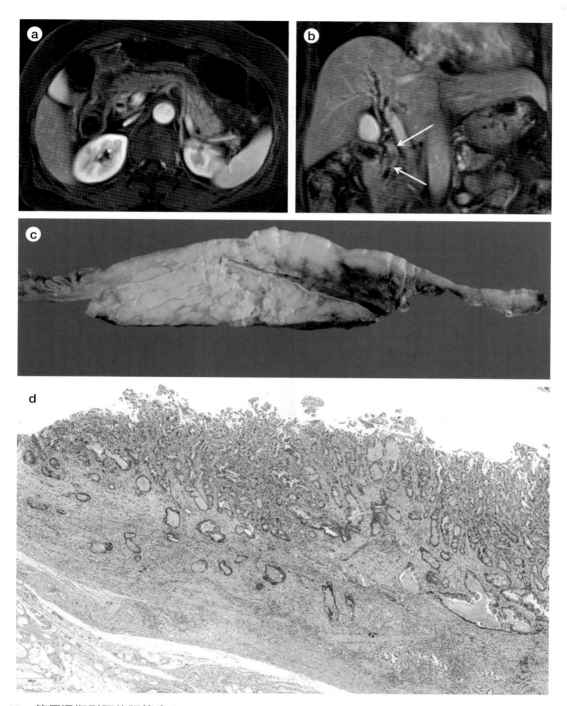

图 7-45 管周浸润型肝外胆管癌 2

轴向 (a) 和冠状位 (b) 增强 MR 显示肝总管呈同心性、节段性增厚 (箭头)。(c) 切除标本显示胆总管呈节段性增厚。(d) 显微照片显示为管周浸润型导管腺癌 (HE 染色，×100)

7.5.3 管内生长型肝外胆管癌

如第六章所述，大多数在肝外胆管内生长的胆管癌是乳头状肿瘤。胆管内肿瘤可为息肉样、无蒂或沿管腔表面扩散。独立的、多发的乳头状肿瘤也可出现在胆管内表面 (第六章图 6-19)。管内生长型胆管癌的肿瘤倾向于沿管腔表面扩散，范围不一，有时沿胆管内表面扩散并形成多个独立的肿瘤 (图 7-46)。

在放射学表现方面，与肝内胆管形态基本相同（图 7-47～图 7-50）。胆管导管内乳头状肿瘤在胆管造影和 MRCP 中显示为锯齿状或天鹅绒样表面，脆弱易碎，在内镜检查中容易脱落，肿瘤碎片类似于胆管结石样[7]。

　　肿瘤近端胆管会扩张，其扩张程度取决于黏蛋白的数量。尽管胆管内肿瘤可能很大，呈细长状或铸型状，但通常情况下，肿瘤所侵犯的胆管并未完全阻塞，胆汁可通过肿瘤表面和胆管壁之间的空间保持流动。由于胆管导管内乳头状肿瘤不能穿透胆管壁，超声和 CT 检查均能清晰地显示其外缘（第六章图6-19）。

　　绝大多数乳头状腺癌倾向于胆管内肿瘤，大多数管状腺癌往往表现为管周浸润型腺癌（图 7-51～图7-53）。在极少数情况下，当肿瘤很小时，管状腺癌最初以胆管内生长的形式出现（图 7-54），最终在一段时间后侵犯胆管壁。

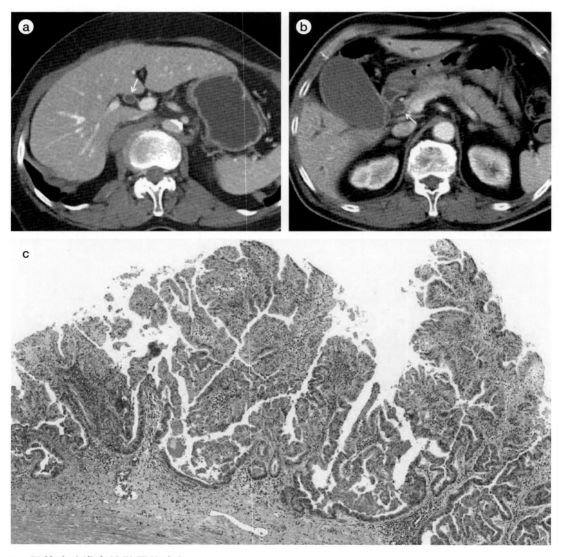

图 7-46　胆管癌（浅表扩散原位癌）

(a)、(b) 增强 CT 显示肝外胆管呈同心性稍增厚（箭头）。(c) 胆总管的显微照片显示为胆管内肿瘤，提示浅表扩散原位癌（HE 染色，×40）

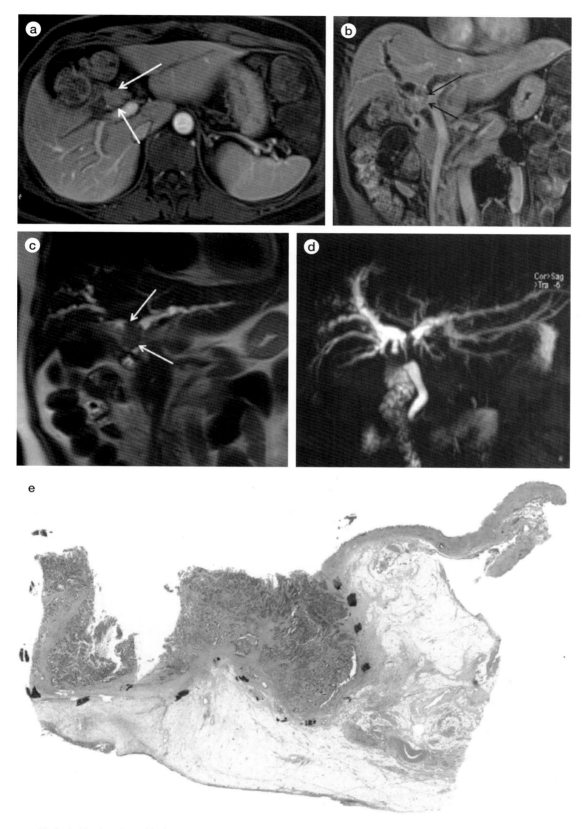

图 7-47 管内生长型肝门胆管癌

轴向（a）和冠状位（b）增强 MR 显示为肝门部胆管内的增强病变（箭头）。T2 加权冠状位 MR（c）和 MRCP（d）显示为肝门部胆管内的低强度信号病变（箭头）。(e) 显微照片显示为浸润型胆管腺癌（红点）

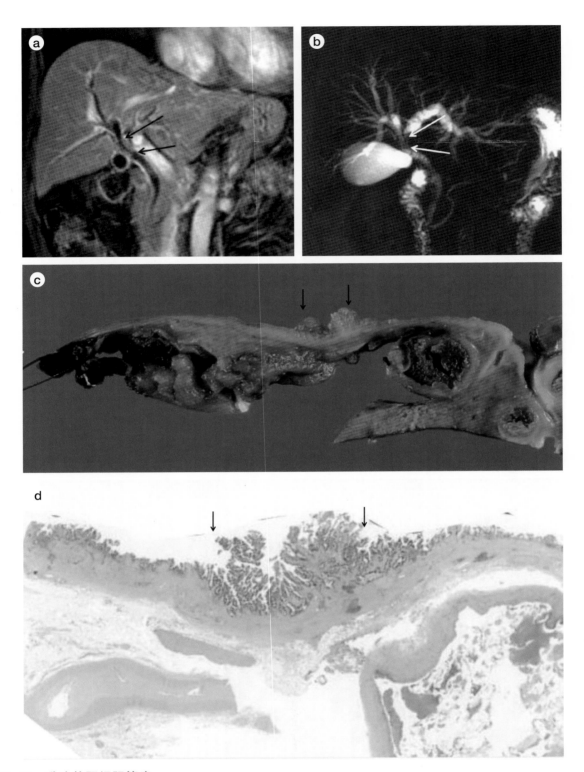

图 7-48　乳头状肝门胆管癌

冠状位增强 MR（a）和 MRCP（b）显示为肝总管内轻度增强的胆管内乳头状病变（箭头）。（c）切除标本显示为肝总管内的乳头状病变（箭头）。（d）显微照片显示为低乳头状胆管内肿瘤（箭头）

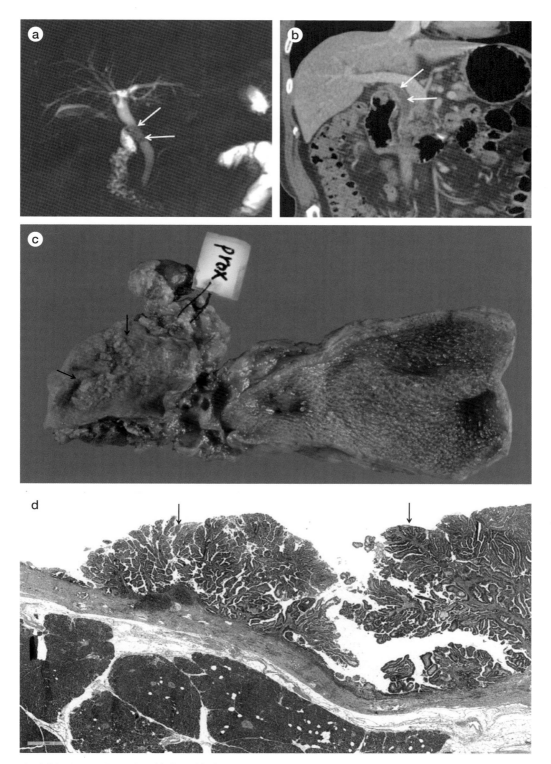

图 7-49 息肉样型乳头状肝外胆管内胆管癌

(a) MRCP 显示为肝外胆管内的乳头状病变（箭头）。(b) 冠状位增强 CT 显示为轻度增强的胆管内病变（箭头）。(c) 切除标本显示为肝外胆管内的乳头状病变（箭头）。(d) 显微照片显示为弥漫性胆管导管内乳头状肿瘤（箭头）

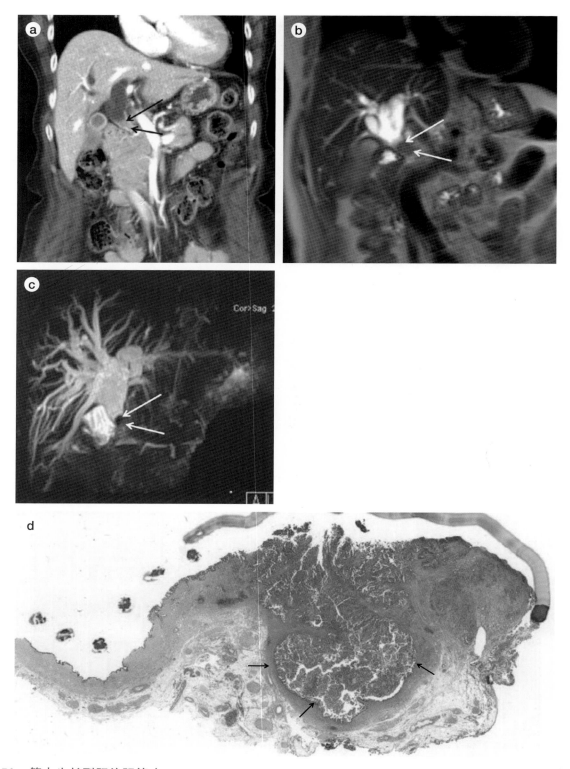

图 7-50　管内生长型肝外胆管癌

(a) 冠状位增强 CT 显示为肝总管内轻度增强的胆管内病变（箭头）。T2 加权冠状位 MR（b）和 MRCP（c）显示为肝总管内的低强度信号病变（箭头）。(d) 显微照片显示为胆管内生长的肿瘤，未侵犯管周（箭头）(HE 染色，×10)

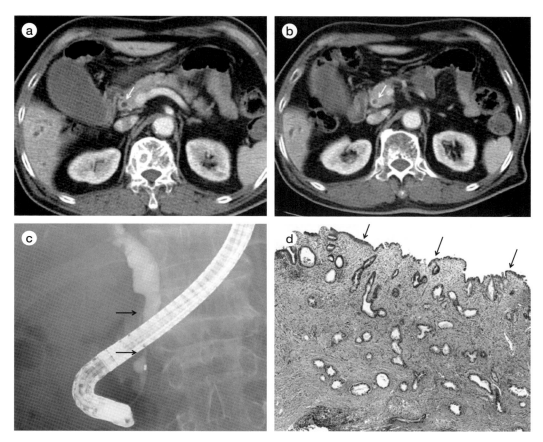

图 7-51　黏膜层下扩散的胆管癌

(a)、(b) 增强 CT 显示胆总管壁呈同心性最小增厚（箭头）。(c) ERCP 显示胆总管呈不规则性狭窄（箭头）。(d) 显微照片显示肿瘤通过纤维肌层扩散，可见许多肿瘤腺体深入胆管壁。注意表层上皮细胞保留完好（箭头）（HE 染色，×40）

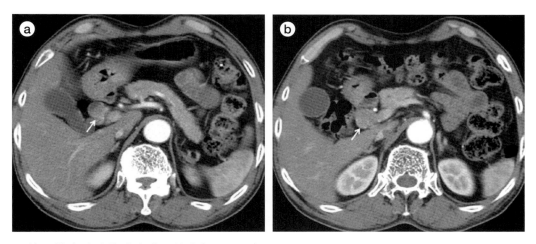

图 7-52　胆管导管内乳头状肿瘤（原位癌）

增强 CT 显示胆管内肿块填充胆总管（箭头）。虽然肿块很大，但胆总管的外表面轮廓清晰，表明肿瘤未穿透胆总管外壁

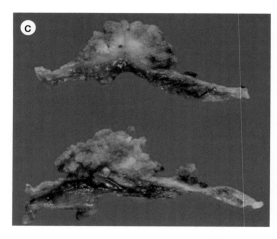

图 7-52 胆管导管内乳头状肿瘤（原位癌）（续）

切除标本显示为管腔内生长的乳头状肿块

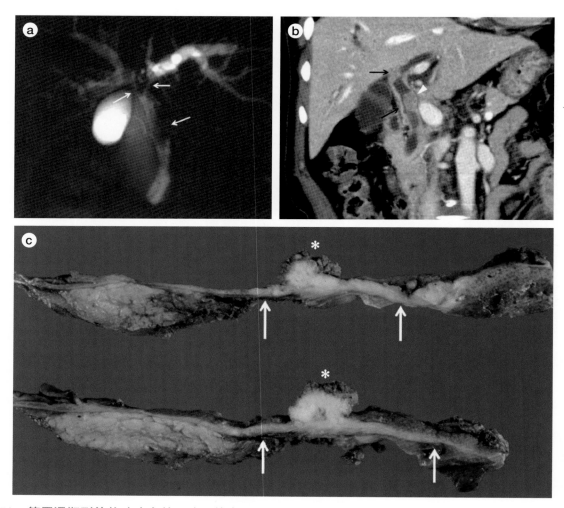

图 7-53 管周浸润型管状腺癌合并肝外胆管内生长的乳头状腺癌

厚层 MRCP（a）和冠状位增强 CT（b）显示胆管从分叉处到胆总管呈不规则增厚（黑色箭头），中部有息肉样胆管内生长肿块（白色箭头）。(c) 切除标本显示胆管壁呈弥漫性均匀增厚（箭头），胆管内息肉样肿块的表面呈乳头状（*）。显微镜检查显示为弥漫性管周浸润型管状腺癌和位于中央位置的息肉样乳头状腺癌

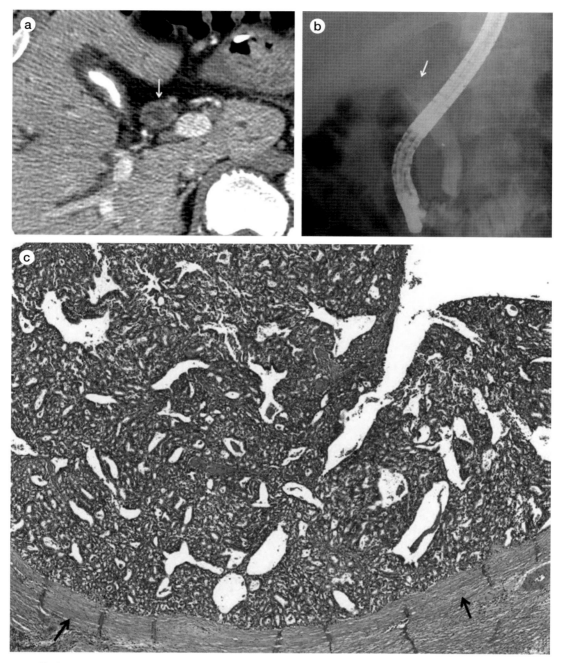

图 7-54 胆管癌（胆管内管状腺癌）

(a) 增强 CT 显示肝总管壁呈不规则增厚（箭头），胆管周围脂肪未浸润。(b) ERCP 显示胆管内有肿块，其边界模糊（箭头）。(c) 显微照片显示为局限于黏膜表面的管状腺癌，其纤维肌层完好（箭头）(HE 染色，×40)

7.5.4 胆管癌合并胆总管囊肿

胆管癌是一种严重的并发症，发病率为 10% ～ 30%，发病原因为胆管黏膜的慢性刺激。如在胆总管囊肿中出现结节壁增厚或增强肿块，则高度怀疑为恶性病变（图 7-55、图 7-56）。由于早期诊断困难和可手术切除性低 [34, 35]，由胆总管囊肿恶变导致的胆管癌通常预后不佳。

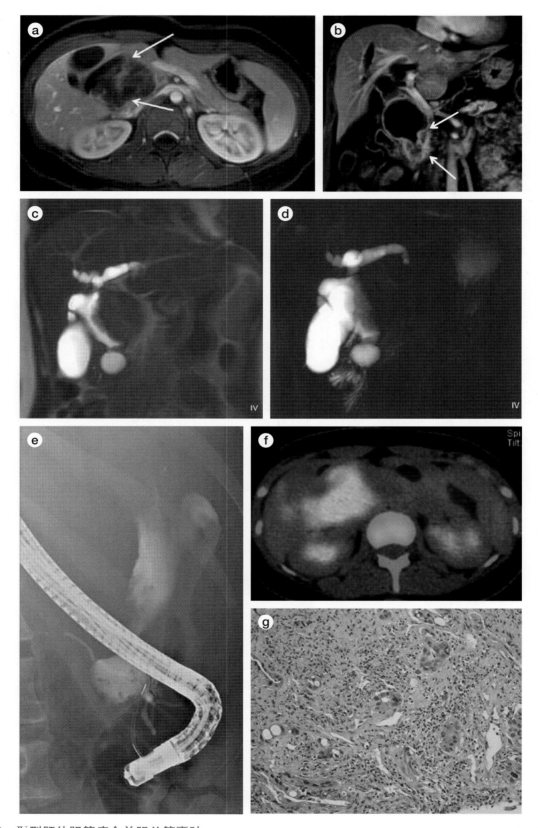

图 7-55　Ⅳ型肝外胆管癌合并胆总管囊肿

横断位（a）和冠状位（b）增强 CT 显示为胆总管内不均匀的强化肿块（箭头）。T2 加权冠状位 MR（c）、MRCP（d）、ERCP（e）显示胆总管内有低信号强度肿块，肝内、肝外胆管多发性扩张。(f) PET/CT 显示肿块中 FDG 摄取量高。(g) 显微照片显示为管状胆管腺癌（HE 染色，×100）

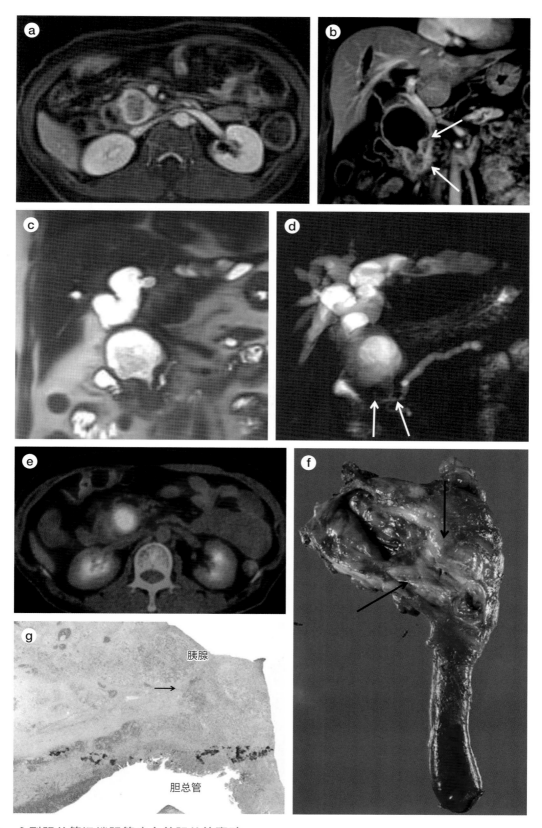

图 7-56　I 型胆总管远端胆管癌合并胆总管囊肿

横断位（a）和冠状位（b）增强 CT 显示为胆总管远端的强化肿块（箭头）。T2 加权冠状位 MR（c）和 MRCP（d）显示肝外胆管呈梭状扩张，注意长壶腹（箭头之间的通道）。（e）PET/CT 显示肿块中 FDG 摄取量高。（f）切除标本显示远端胆总管中的肿块状壁增厚（箭头），胆管呈囊性扩张。（g）显微照片显示胆管内腺癌侵入胰腺（箭头）

7.5.5　早期胆管癌－原位癌

早期胆管癌是一种局限于胆管黏膜层或纤维肌层的癌变。切除后，患者预后良好，5 年生存率为80% ～ 100%。理论上，任何组织病理学类型的胆管癌都可能是早期胆管癌。然而在现实中，大多数早期胆管癌为胆管导管内乳头状胆管癌 [36, 37]。

影像学上，在扩张的胆管中可见管腔内肿块，呈结节状、长条状或铸型状。无论肿块的大小和浸润范围有多大，胆管壁始终保持完整，易从超声图像上平滑、清晰的条状回声辨认 [36]。在 CT 和 MR 上可见肿块附着于胆管上，突出管腔，边界清晰，也可表现为胆管薄壁样或环状强化。此外，胆管周围脂肪组织仍可清晰显示，未见肿瘤组织明显浸润。

本章参考文献

[1]　Shaib Y, El-Serag HB. The epidemiology of cholangiocarcinoma. Semin Liver Dis. 2004;24:115–25.

[2]　Nakanuma Y, Sripa B, Vatanasapt V, Leong AS-Y, Ponchon T, Ishak KG. Intrahepatic cholangiocarcinoma. In: Hamilton SR, Aaltonen LA, editors. World Health Organization classification of tumorous. Pathology and genetics of tumours of the digestive system. Lyon, France: Internal Agency for Research on Cancer Press; 2000. p. 173–80.

[3]　Jung KW, Won YJ, Park S, et al. Cancer statistics in Korea: incidence, mortality and survival in 2005. J Korean Med Sci. 2009;24:995–1003.

[4]　Kobayashi M, Ikeda K, Saitoh S, et al. Incidence of primary cholangiocellular carcinoma of the liver in Japanese patients with hepatitis C virus-related cirrhosis. Cancer. 2000;88:2471–7.

[5]　Wu TT, Levy M, Correa AM, Rosen CB, Abraham SC. Biliary intraepithelial neoplasia in patients without chronic biliary disease: analysis of liver explants with alcoholic cirrhosis, hepatitis C infection, and noncirrhotic liver diseases. Cancer. 2009;115:4564–75.

[6]　Liver Cancer Study Group of Japan. The general rules for the clinical and pathological study of primary liver cancer. 4th ed. Tokyo: Kanehara; 2000.

[7]　Lim JH. Cholangiocarcinoma: morphologic classification according to growth pattern and imaging findings. AJR Am J Roentgenol. 2003;181:819–27.

[8]　Tsukahara T, Shimoyama Y, Ebata T, et al. Cholangiocarcinoma with intraductal tubular growth pattern versus intraductal papillary growth pattern. Mod Pathol. 2016;29(3):293–301.

[9]　Nakanuma Y, Sato Y, Harada K, Sasaki M, Xu J, Ikeda H. Pathological classification of intrahepatic cholangiocarcinoma based on a new concept. World J Hepatol. 2010;2:419–27.

[10]　Kozaka K, Sasaki M, Fujii T, et al. A subgroup of intrahepatic cholangiocarcinoma with an infiltrating replacement growth pattern and a resemblance to reactive proliferating bile ductules: 'bile ductular carcinoma'. Histopathology. 2007;51:390–400.

[11]　Motosugi U, Ichikawa T, Nakajima H, et al. Cholangiolocellular carcinoma of the liver: imaging findings. J Comput Assist Tomogr. 2009;33:682–8.

[12]　Theise ND, Yao JL, Harada K, et al. Hepatic 'stem cell' malignancies in adults: four cases. Histopathology. 2003;43:263–71.

[13]　Yeh MM. Pathology of combined hepatocellular-cholangiocarcinoma. J Gastroenterol Hepatol. 2010;25:1485–92.

[14]　Nakanuma Y, Curado M-P, Franceschi S, et al. Tumours of the liver and intrahepatic bile ducts. In: Basman FT, Caneiro F, Hurban RH, Theise ND, editors. WHO classification of tumours of digestive system. Lyon, France: International Agency for Research on Cancer Press; 2010. p. 196–7, 217–224, 273.

[15]　Lim JH, Yi CA, Lim HK, Lee WJ, Lee SJ, Kim SH. Radiological spectrum of intraductal papillary tumors of the bile ducts. Korean J Radiol. 2002;3:57–63.

[16]　Lim JH, Yoon KH, Kim SH, et al. Intraductal papillary mucinous tumor of the bile ducts. Radiographics. 2004;24:53–

66; discussion 66–7.

[17] Lim JH, Jang KT. Mucin-producing bile duct tumors: radiological-pathological correlation and diagnostic strategy. J Hepatobiliary Pancreat Sci. 2010;17:223–9.

[18] Maeda T, Adachi E, Kajiyama K, Sugimachi K, Tsuneyoshi M. Combined hepatocellular and cholangiocarcinoma: proposed criteria according to cytokeratin expression and analysis of clinicopathologic features. Hum Pathol. 1995;26:956–64.

[19] Goodman ZD, Terracciano LM. Tumours and tumour-like lesions of the liver. In: MacSween RNM, Burt AD, Portmann B, Ferrell LD, editors. MacSween's pathology of the liver. 5th ed. London: Churchill Livindstone/Elsevier; 2007. p. 973.

[20] Japanese Society of Biliary Surgery. General rules for surgical and pathological studies on cancer of biliary tract. 3rd ed. Tokyo: Kanehara; 1993.

[21] Kim SA, Lee JM, Lee KB, et al. Intrahepatic mass-forming cholangiocarcinomas: enhancement patterns at multiphasic CT, with special emphasis on arterial enhancement pattern—correlation with clinicopathologic findings. Radiology. 2011;260:148–57.

[22] Kim SJ, Lee JM, Han JK, Kim KH, Lee JY, Choi BI. Peripheral mass-forming cholangiocarcinoma in cirrhotic liver. AJR Am J Roentgenol. 2007;189:1428–34.

[23] Kendall T, Verheij J, Gaudio E, Evert M, Guido M, Goeppert B, Carpino G. Anatomical, histomorphological and molecular classification of cholangiocarcinoma. Liver Int. 2019;39(Suppl 1):7–18.

[24] Akita M, Sofue K, Fujikura K, Otani K, Itoh T, Ajiki T, Fukumoto T, Zen Y. Histological and molecular characterization of intrahepatic bile duct cancers suggests an expanded definition of perihilar cholangiocarcinoma. HPB (Oxford). 2019;21(2):226–34.

[25] Aishima S, Oda Y. Pathogenesis and classification of intrahepatic cholangiocarcinoma: different characters of perihilar large duct type versus peripheral small duct type. J Hepatobiliary Pancreat Sci. 2015;22(2):94–10.

[26] Shiota K, Taguchi J, Nakashima O, Nakashima M, Kojiro M. Clinicopathologic study on cholangiolocellular carcinoma. Oncol Rep. 2001;8:263–8.

[27] Komuta M, Spee B, Vander Borght S, et al. Clinicopathological study on cholangiolocellular carcinoma suggesting hepatic progenitor cell origin. Hepatology. 2008;47:1544–56.

[28] Roskams TA, Theise ND, Balabaud C, et al. Nomenclature of the finer branches of the biliary tree: canals, ductules, and ductular reactions in human livers. Hepatology. 2004;39:1739–45.

[29] Theise ND, Saxena R, Portmann BC, et al. The canals of Hering and hepatic stem cells in humans. Hepatology. 1999;30:1425–33.

[30] Asayama Y, Tajima T, Okamoto D, et al. Imaging of cholangiolocellular carcinoma of the liver. Eur J Radiol. 2010;75:e120–5.

[31] Paradis V, Fukayama M, Park YN, Schirmacher P. Tumors of the liver and intrahepatic bile ducts. In: Basman FT, Caneiro F, Hurban RH, Theise ND, eds. WHO classification of tumours of digestive system. Lyon, France: International Agency for Research on Cancer Press. 2019:216–64.

[32] Jung AY, Lee JM, Choi SH, et al. CT features of an intraductal polypoid mass: differentiation between hepatocellular carcinoma with bile duct tumor invasion and intraductal papillary cholangiocarcinoma. J Comput Assist Tomogr. 2006;30:173–81.

[33] Alexander F, Rossi RL, O'Bryan M, Khettry U, Braasch JW, Watkins E Jr. Biliary carcinoma. A review of 109 cases. Am J Surg. 1984;147:503–9.

[34] de Vries JS, de Vries S, Aronson DC, Bosman DK, Rauws EA, Bosma A, et al. Choledochal cysts: age of presentation, symptoms, and late complications related to Todani's classification. J Pediatr Surg. 2002;37:1568–73.

[35] Yoshida H, Itai Y, Minami M, Kokubo T, Ohtomo K, Kuroda A. Biliary malignancies occurring in choledochal cysts. Radiology. 1989;173:389–92.

[36] Lim JH, Jang KT, Choi D, Lee WJ, Lim HK. Early bile duct carcinoma: comparison of imaging features with pathologic findings. Radiology. 2006;238:542–8.

[37] Cha JM, Kim MH, Lee SK, et al. Clinicopathological review of 61 patients with early bile duct cancer. Clin Oncol (R Coll Radiol). 2006;18:669–77.

第八章　胆囊肿瘤

8.1　上皮和肌层增生

8.1.1　胆固醇息肉

胆汁中的胆固醇被胆囊上皮细胞吸收、被巨噬细胞摄取后，积聚在固有层中[1]。胆固醇沉积于固有层内而形成团块，并从黏膜层向胆囊腔内突出，这些团块即为胆固醇息肉（图8-1）。胆固醇息肉的大小差异很大，小的仅在显微镜下可见，在某些情况下，大的可超过1 cm。有时，胆固醇息肉呈分支状或乳头状生长。

从组织学上看，胆固醇息肉由固有层内泡沫状的含脂巨噬细胞聚集而成，常被富含血管的结缔组织包绕，并附着在突出到胆囊腔内的胆囊壁纤维肌层上（图8-2），其表面覆盖着以含脂巨噬细胞为核心的单层上皮细胞（图8-3）。

绝大多数胆囊息肉是胆固醇息肉，好发于成年人，无临床症状。胆固醇息肉可为单发或多发，以后者更为常见。多发息肉的诊断比较容易，但如果其中某个胆固醇息肉较大，则不易与较少见的腺瘤相鉴别。微小、扁平的胆固醇沉积物弥漫分布在胆囊黏膜表面，并形成草莓样外观的黄色赘生物（图8-4），称为胆固醇沉积症。胆固醇息肉无恶变可能，也没有证据表明其与胆囊结石的形成有相关性。

8.1.1.1　影像学表现

胆固醇弥漫性沉积可导致胆囊壁弥漫性轻微增厚，通过CT和MR可见轻微增厚的胆囊壁（图8-4）。

超声检查时，胆固醇息肉表现为单个或多个回声均匀地附着在胆囊黏膜表面，并伸入胆囊腔（图8-5）的无声影回声灶。在CT和MR上，胆固醇息肉表现为附着在胆囊黏膜表面的小结节（图8-6）。胆固醇息肉主要由含脂巨噬细胞组成，因此通常不会被强化。然而，如果息肉含有过多的血管和纤维组织，则会有强化表现（图8-7）。

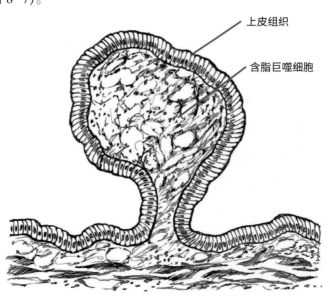

上皮组织

含脂巨噬细胞

图8-1　胆固醇息肉的示意图

胆固醇息肉由固有层内泡沫状的含脂巨噬细胞聚集形成，胆道上皮覆盖表面

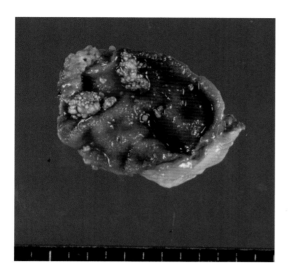

图 8-2　胆固醇息肉（肉眼观）

胆囊切除标本显示为多个小的、黄色的胆固醇息肉，大多数息肉呈微小的分叶状表面或分支状外观

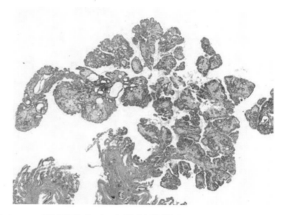

图 8-3　胆固醇息肉（显微照片）

显微照片显示胆固醇息肉由固有层内含脂巨噬细胞聚集而成（HE 染色，×10）

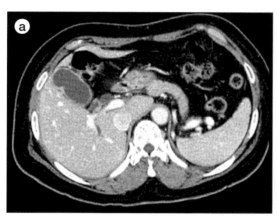
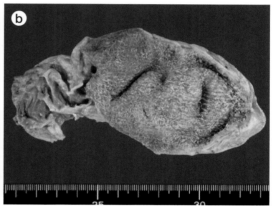

图 8-4　胆固醇沉积症

（a）CT 显示胆囊壁呈弥漫性轻度增厚。（b）胆囊切除标本显示有无数微小的黄色胆固醇沉积物

本图获得授权转载自 Biliary tract and gallbladder. Haaga JR ed. CT and MRI of the whole body. Mosby 2009, p. 1373–1453

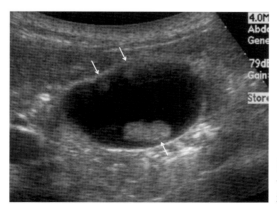

图 8-5　胆固醇息肉（超声图像）

超声显示为三个无声影胆固醇息肉（箭头）

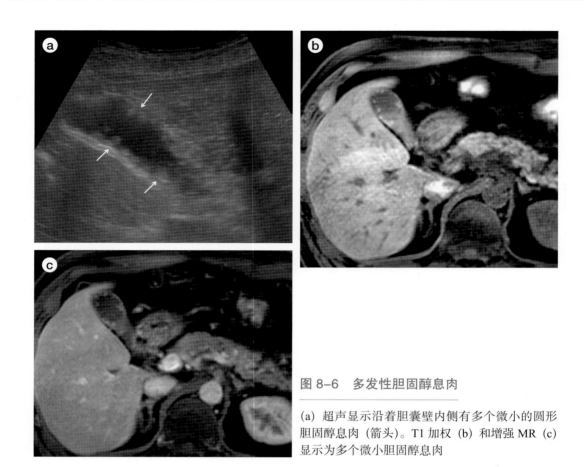

图 8-6　多发性胆固醇息肉

(a) 超声显示沿着胆囊壁内侧有多个微小的圆形
胆固醇息肉（箭头）。T1 加权 (b) 和增强 MR (c)
显示为多个微小胆固醇息肉

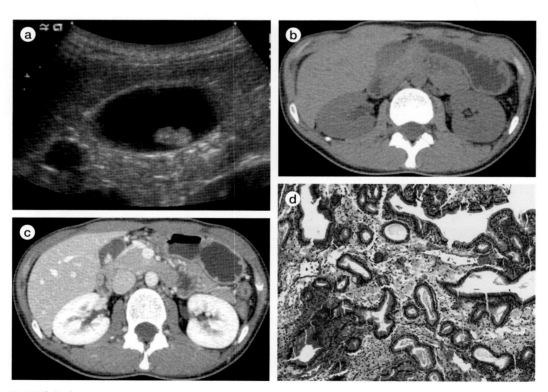

图 8-7　胆固醇息肉

(a) 超声显示胆囊体部有一个 1.4 cm 大小的息肉样病变。(b) CT 平扫显示无息肉样病变。(c) 增强 CT 显示为强化的息肉样病变。(d) 显微照片显示胆囊的泡沫状含脂巨噬细胞和周围的腺体上皮细胞聚集（HE 染色，×100）

由于脂肪和水之间的声学差异，超声检查在区分脂质沉积和胆汁上的敏感性优于 CT 检查。因此，超声检查是检测胆固醇息肉，尤其是微小的胆固醇息肉最敏感的影像学检查方式，而 CT 扫描不能显示微小的胆固醇息肉（图 8-7）。

8.1.2   胆囊腺肌症

胆囊腺肌症的特征是胆囊黏膜上皮及肌层过度增生，与黏膜上皮内陷入固有肌层相关（图 8-8）。内陷的上皮细胞形成壁内憩室，即罗－阿窦。除了黏膜增生，平滑肌层也会出现肥大，两者共同引起胆囊壁明显增厚。罗－阿窦通常局限于增厚的肌层，但在某些情况下，可延伸到肌周结缔组织（类似于形成结肠憩室）。有时候，胆固醇结晶、碎片或结石碎块也会影响罗－阿窦的形成。

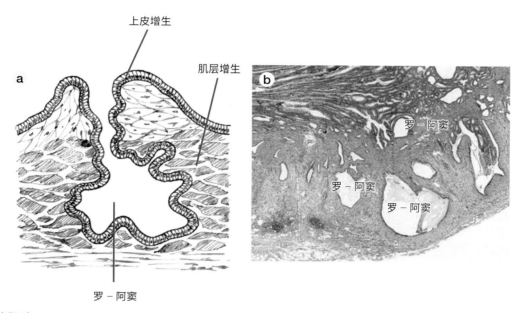

图 8-8   腺肌瘤

(a) 示意图显示黏膜上皮和肌层过度增生，并向固有肌层内陷，从而形成罗－阿窦。(b) 显微照片显示为多个罗－阿窦 (HE 染色，×20)

胆汁流出障碍导致胆囊腔内压力增加，使肥大的黏膜上皮内陷于固有肌层，从而形成罗－阿窦。

胆囊腺肌症有三种不同的病理类型：局限型、节段型和弥漫型（图 8-9）。局限型胆囊腺肌症是临床上最常见的类型，病变常位于胆囊底部，表现为结节样病灶，即腺肌瘤。节段型胆囊腺肌症，通常表现为胆囊壁底部或体部有一个局灶性的环状增厚。当其发生在胆囊体部时，表现为胆囊的节段性狭窄，胆囊腔被分隔成类似于沙漏样的两个独立腔室。弥漫型胆囊腺肌症导致胆囊壁弥漫性增厚。

"弗里吉亚帽"指的是胆囊底自胆囊体部向前折叠而形成的胆囊形态异常，类似于在希腊艺术中顶部向前耷拉的软圆锥形帽。在古罗马时期，弗里吉亚帽象征着获释奴隶的解放与自由（图 8-10）。节段型胆囊腺肌症在人群中的发病率大约为 4%，通常出现在"弗里吉亚帽"内，胆囊结石也常嵌顿于帽中（图 8-10）。

8.1.2.1   影像学检查

超声、CT 和 MR 检查对于胆囊腺肌症的胆囊壁增厚都有较高的敏感性。根据不同的胆囊腺肌症类型，影像学检查可以显示壁厚为 5 ～ 10 mm 的局限性、节段性或弥漫性病变。通常，强化由黏膜上皮向肥大的固有肌层逐渐递减，这种强化模式也反映了增生肥大的黏膜上皮（或固有肌层）和罗－阿窦的层次交替 [2, 3]。

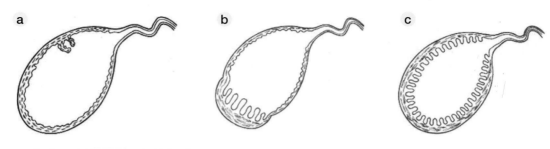

图 8-9　胆囊腺肌症的三种形态学类型

(a) 局限型胆囊腺肌症；(b) 节段型胆囊腺肌症；(c) 弥漫型胆囊腺肌症

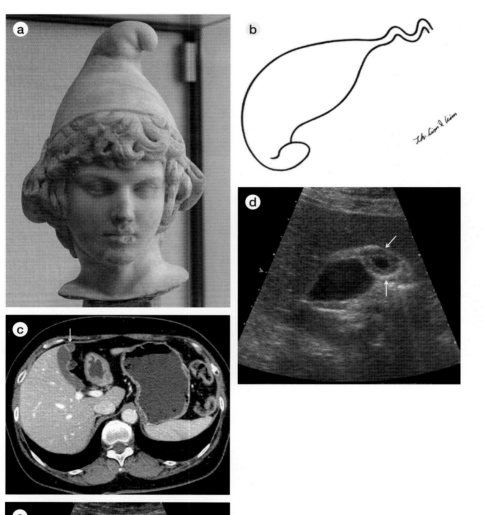

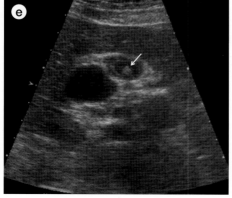

图 8-10　弗里吉亚帽

(a) 头戴弗里吉亚帽的阿特拉斯半身像（图片来自维基百科，检索日期为 2012 年 12 月 24 日）。(b) 胆囊底在其体部折叠形成"弗里吉亚帽"，将管腔与其余部分分开。(c) 增强 CT 显示胆囊底部折叠，类似于"弗里吉亚帽"（箭头）。胆囊结石常被嵌顿于帽内，胆囊腺肌症常发生于帽内。超声检查显示"弗里吉亚帽"内有节段型腺肌瘤 (d)（箭头）和胆结石 (e)（箭头）

通过影像学检查可以清晰地检测到罗－阿窦，这是诊断胆囊腺肌症的主要先决条件。超声检查可发现，憩室在增厚的胆囊壁上表现为单个或多个、小的、无回声的囊腔（图 8-11）。通常情况下，除了充满液体的微小囊腔外，还可以看到特征性的"V 形"或"环形下降"的伪影。这种独特的伪影为微小窦内憩室中的胆固醇晶体内部或之间的声波反射混合而形成[4]。

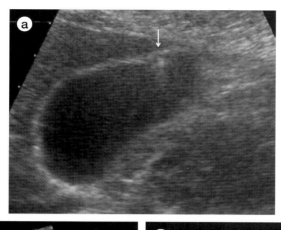

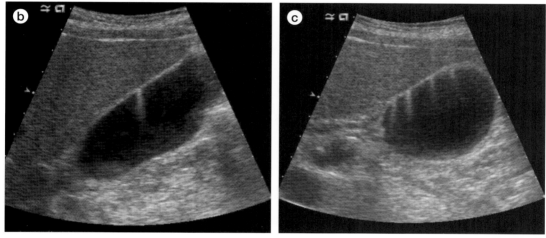

图 8-11 局限型腺肌瘤

(a) 超声检查显示有一个微小的无回声区域（箭头）和来自胆囊壁的彗星尾状伪影，提示为胆囊壁内罗－阿窦。(b) 超声检查显示有一个无回声区域的彗星尾状伪影。(c) 超声检查显示有多个腺肌瘤

CT 和 MR 检查也可显示罗－阿窦。特别是 T2 加权的 MR 可灵敏地显示出增厚的胆囊壁上的微小囊腔，这些囊腔或憩室表现为微小的、明亮的高信号[2]。当憩室为多发且大小一致时，它们看起来像一串"珍珠项链"（图 8-12 ～图 8-14）。低分辨率 CT 扫描对微小胆囊壁内憩室的检出率较低。

胆囊底部的局限型或节段型腺肌症不易与胆囊息肉或小灶的胆囊癌相鉴别。而弥漫型腺肌症可能无法和急、慢性胆囊炎相鉴别（图 8-15、图 8-16）。胆囊腺癌与腺肌症存在相关性[5-7]，特别是对于胆囊腺肌症合并癌变的患者，明确的鉴别诊断更为困难（图 8-17）。

8.2 胆囊赘生物

世界卫生组织提出了胆囊和肝外胆管肿瘤新分类，见表 8-1[8]。胆囊腺癌是胆囊癌中最为常见的病理类型。

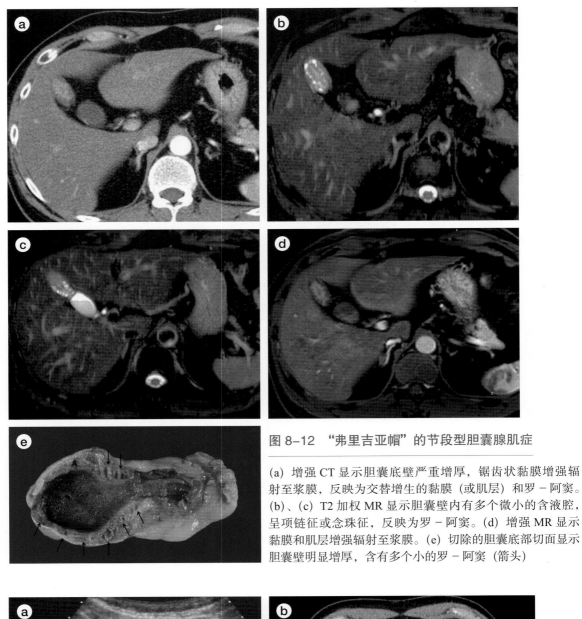

图 8-12　"弗里吉亚帽"的节段型胆囊腺肌症

(a) 增强 CT 显示胆囊底壁严重增厚，锯齿状黏膜增强辐射至浆膜，反映为交替增生的黏膜（或肌层）和罗 - 阿窦。(b)、(c) T2 加权 MR 显示胆囊壁内有多个微小的含液腔，呈项链征或念珠征，反映为罗 - 阿窦。(d) 增强 MR 显示黏膜和肌层增强辐射至浆膜。(e) 切除的胆囊底部切面显示胆囊壁明显增厚，含有多个小的罗 - 阿窦（箭头）

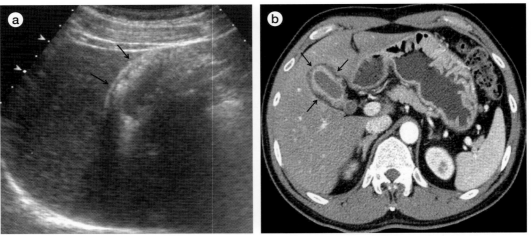

图 8-13　弥漫型胆囊腺肌症 1

(a) 超声显示沿胆囊内壁有多个回声灶（箭头），伴有可疑的彗星尾状伪影。(b) 增强 CT 显示黏膜增强辐射到浆膜侧（箭头），反映为交替变化的黏膜或肌层肥大，以及多个罗 - 阿窦

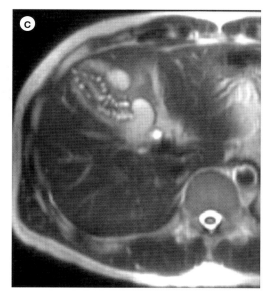

图 8-13 弥漫型胆囊腺肌症 1（续）

(c) T2 加权 MR 显示胆囊壁内有多个罗 – 阿窦，表现为项链征或念珠征

表 8-1 世界卫生组织对胆囊和肝外胆管肿瘤的分类（改自参考文献 [25]）

分类	亚分类
良性上皮细胞肿瘤和癌前病变	腺瘤（非特指型）
	低级别胆管上皮内瘤变
	高级别胆管上皮内瘤变
	囊内乳头状肿瘤伴低级别上皮内瘤变
	囊内乳头状肿瘤伴高级别上皮内瘤变
	囊内乳头状肿瘤伴浸润性癌
	胆管导管内乳头状肿瘤伴低级别上皮内瘤变
	胆管导管内乳头状肿瘤伴高级别上皮内瘤变
	胆管导管内乳头状肿瘤伴浸润性癌
恶性上皮细胞肿瘤	腺癌（非特指型）：肠型腺癌，透明细胞腺癌（非特指型），黏液性囊肿伴浸润性癌，黏液性腺癌，低黏附性癌，囊内乳头状瘤伴浸润性癌
	鳞状细胞癌（非特指型）
	未分化癌（非特指型）
	腺鳞癌
	胆管癌
	神经内分泌肿瘤（非特指型）：1 级神经内分泌肿瘤，2 级神经内分泌肿瘤，3 级神经内分泌肿瘤
	神经内分泌癌（非特指型）：大细胞神经内分泌癌，小细胞神经内分泌癌
	混合性神经内分泌 – 非神经内分泌肿瘤

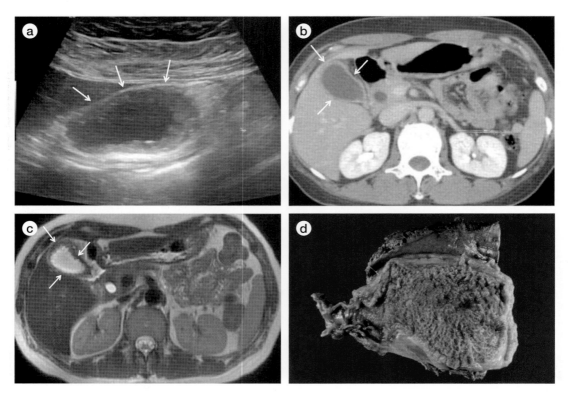

图 8-14　弥漫型胆囊腺肌症 2

(a) 超声显示整个胆囊呈不规则增厚（箭头）。增强 CT（b）和 T2 加权 MR（c）显示整个胆囊呈不规则增厚（箭头）。
(d) 切除标本显示胆囊底部黏膜呈弥漫性颗粒状改变，无明显结节性病变

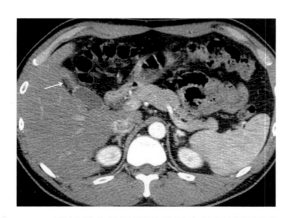

图 8-15　类似于节段型胆囊腺肌症的慢性胆囊炎

增强 CT 显示为胆囊底部节段性增厚（箭头）和黏膜强化。
切除标本的病理检查显示为节段型慢性胆囊炎

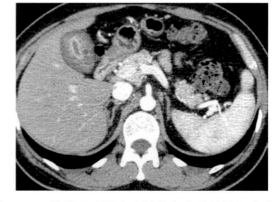

图 8-16　类似于腺肌瘤病的黄色肉芽肿性胆囊炎

增强 CT 显示整个胆囊壁严重增厚，表现为胆囊黏膜辐射状强化

8.2.1　癌前病变

8.2.1.1　腺瘤

　　胆囊腺瘤的发病率较低，在胆囊切除患者中，检出腺瘤的比例约为 0.5%[9]。这些病变中约有三分之二是单发的，直径从 0.1 ～ 2.5 cm 不等。腺瘤通常表现为无蒂或有蒂的息肉状结节。在组织病理学上，腺瘤被分为管状型、乳头状型和管状乳头状型，以管状腺瘤最为常见，呈小叶状，轮廓光滑，而乳头状腺瘤则呈菜花状（图 8-18）。

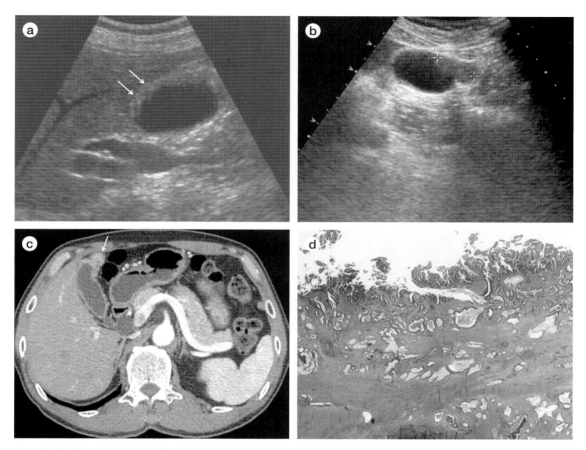

图 8-17　胆囊腺肌症引起的胆囊癌

(a) 胆囊超声检查显示为胆囊壁增厚和从增厚的胆囊壁发出的彗星尾状伪影（箭头）。9 年后的超声（b）和 CT（c）显示胆囊壁底部呈节段性明显增厚，并伴有管腔收缩（箭头）。其余的胆囊壁因腺肌症而均匀变厚。腹腔镜胆囊切除术显示为腺癌和弥漫型腺肌瘤病。(d) 切除标本显示为浸润性腺癌及腺肌瘤腺体

　　研究显示，腺瘤有发展为胆囊癌的可能，类似于结肠腺瘤到结肠癌的发展过程。大的腺瘤可表现为高级别上皮内瘤变，或者可能与浸润型癌灶相关[9]。

　　影像学上，腺瘤表现为胆囊壁上的无蒂或带蒂的结节（图 8-18～图 8-20）。超声检查可发现固定在胆囊壁上的无回声结节。CT 和 MR 中显示息肉状结节突入胆囊腔内。从图像上很难将腺瘤与单发胆固醇息肉区分开，胆固醇息肉要常见得多，而且经常成团出现。由于其细胞性质，腺瘤在 CT 和 MR 上有强化表现，而胆固醇息肉因脂肪含量高，通常无明显强化。

8.2.1.2　胆管上皮内瘤变

　　胆囊黏膜上皮内瘤变类似于 BilIN，表现为多层核的非典型上皮细胞突入管腔，并在表面形成微乳头结构[8]。

　　BilIN-1 和 BilIN-2 的黏膜可能呈颗粒状、结节状、斑块状或小梁状，无法通过肉眼检查识别，其在影像学上也不能显示。BilIN-3 或原位癌通常也不能为肉眼所见，但是当病变累及整个胆囊，并导致弥漫性胆囊壁增厚时，可以通过影像学检查加以识别（图 8-21）。

8.2.1.3　囊内乳头状肿瘤

　　囊内乳头状肿瘤是指胆囊腔内的乳头状肿瘤，类似于胆管内的乳头状肿瘤。既往低级别和高级别囊内乳头状肿瘤分别被称为低级别异型增生或乳头状腺瘤，以及高级别异型增生或非浸润型乳头状癌[8]。囊内乳头状肿瘤可能与浸润性腺癌有关。即使采取更深度的病理检查，也很难区分囊内乳头状肿瘤和乳头状腺瘤，影像学检查也无法鉴别两者。

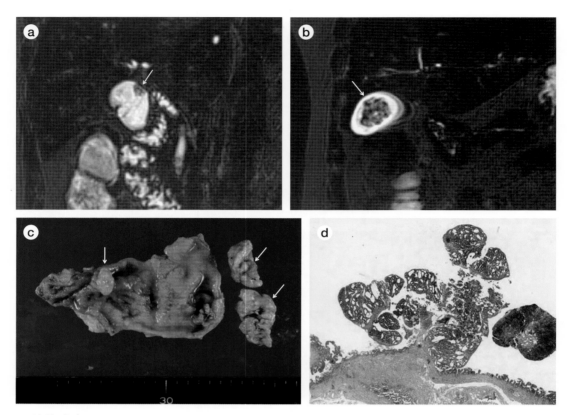

图 8-18　管状腺瘤

T2 加权冠状 CT 显示为两个小肿瘤，一个在体部 (a)（箭头），另一个在底部 (b)（箭头），表面呈现为乳头状。(c) 切除标本显示在体部和底部有两个独立的息肉样肿瘤（箭头）。(d) 显微照片显示管腔内有一个管状和乳头状混合型息肉样肿瘤 (HE 染色，×10)

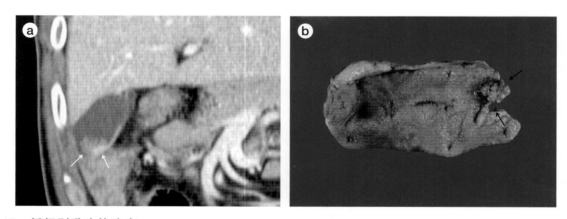

图 8-19　低级别乳头状腺瘤

(a) 冠状位增强 CT 显示胆囊底部有一个具有乳头状表面的小肿瘤（箭头）。(b) 切除标本显示为一个具有乳头状表面的小肿瘤（箭头），病理检查提示为肠型低级别乳头状腺瘤

　　最近，有人提出了统一的胆囊内乳头状 - 管状肿瘤的概念，涵盖了胆囊腺瘤和胆囊内乳头状肿瘤[10]。由于难以鉴别腺瘤和囊内乳头状肿瘤这两种癌前病变，且两者在组织病理学表现上有许多相似之处，因此，将两者统一称为肿块形成的上皮内瘤变是合理的。

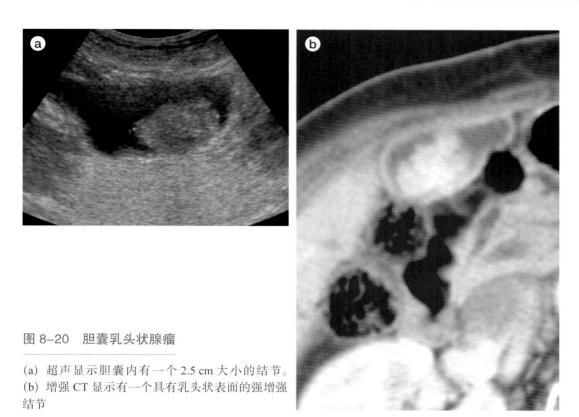

图 8-20　胆囊乳头状腺瘤

(a) 超声显示胆囊内有一个 2.5 cm 大小的结节。
(b) 增强 CT 显示有一个具有乳头状表面的强增强结节

图 8-21　胆管上皮内瘤变（BilIN-3）

(a) 增强 MR 显示胆囊壁显著增厚，腔内面呈乳头状（箭头）。(b) 扩散加权 MR（B_0=800）显示由于扩散受限，胆囊壁增厚处出现高信号，提示恶性（箭头）。(c) 切除标本显示胆囊黏膜表面呈乳头状。(d) 显微照片显示为乳头状增生的黏膜上皮内瘤变（高级别上皮内瘤变或原位癌），癌细胞局限在黏膜层（HE 染色，×10）

在影像学上，胆囊内乳头状肿瘤表现为腔内无蒂息肉样肿块（图 8-22～图 8-24），具有不规则或乳头状表面。胆囊内乳头状肿瘤可能有蒂。因此，当胆固醇息肉呈乳头状表面时，不易区分两者。

8.2.2 胆囊癌

胆囊癌是一种比较常见的消化系统恶性肿瘤，在美国，每年至少有 3 000 人死于胆囊癌[11]。胆囊结石是引发胆囊癌中最重要的危险因素，65%～90% 的胆囊癌患者都患有胆囊结石[12]。高达 50% 的胆囊癌是在检查胆囊切除标本时偶然诊断出的[13]。此外，胆囊腺瘤、瓷样胆囊和胰胆管合流异常也是引发胆囊癌的危险因素[8]。

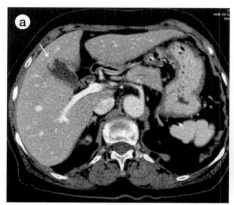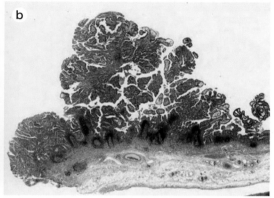

图 8-22　胆囊内乳头状管状肿瘤（源于腺瘤的胆囊癌）

(a) 增强 CT 显示胆囊底部有两个乳头状结节（箭头），手术中发现两个小的息肉样病变。(b) 显微照片显示管腔内生长的肿瘤具有混合乳头状管状结构（HE 染色，×10）

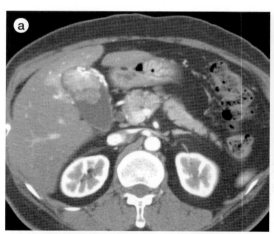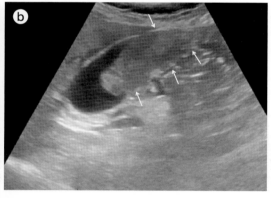

图 8-23　源于乳头状管状腺瘤的胆囊癌

(a) 增强 CT 显示胆囊底部有一个表面不规则的大肿瘤。(b) 超声显示胆囊体部和底部有一个巨大的肿块。虽然肿块较大，但胆囊壁完整，表明胆囊壁没有被破坏（箭头）。(c) 切除标本显示为具有乳头状表面的大肿瘤（箭头），组织病理学检查发现癌细胞累及黏膜固有层

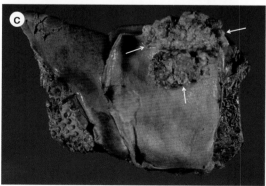

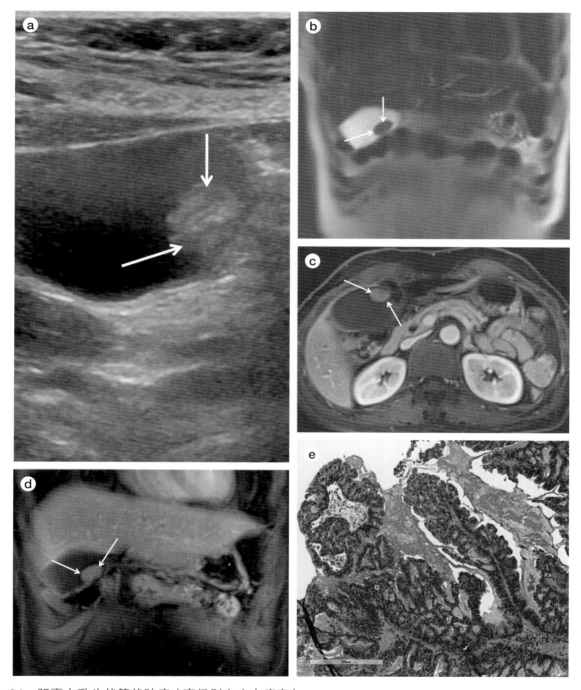

图 8-24　胆囊内乳头状管状肿瘤（高级别上皮内瘤变）

(a) 超声显示胆囊体部有一个 1.7 cm 的息肉样病变（箭头）。(b) T2 加权冠状位 MR 显示胆囊体部有一个息肉样病变（箭头）。横断位（c）和冠状位（d）增强 MR 显示胆囊体部有一个增强的息肉样病变（箭头）。(e) 显微照片显示肿瘤在细胞学和结构学上呈不典型性，包括融合的腺体和筛网状结构，表现为高级别上皮内瘤变（HE 染色，×100）

8.2.2.1　大体病理学

　　胆囊癌通常形成灰白色肿块，或导致整个胆囊壁弥漫性增厚和硬化[8, 14]。根据这两种生长模式，胆囊癌可分为肿块形成型和囊壁浸润型（图 8-25）。当肿块形成型或囊壁浸润型胆囊癌占据了整个胆囊腔时，称之为肿块取代型[15, 16]。胆囊癌起源于胆囊底部、胆囊体部、胆囊颈部的比例分别为 60%、30%、10%[9]。胆囊癌中，囊壁浸润型占三分之二（68%），肿块形成型占三分之一（32%）[17]。

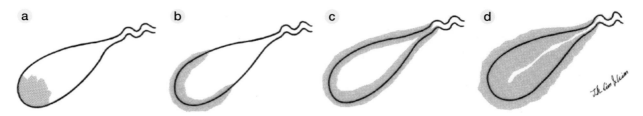

图 8-25　三种类型胆囊癌的示意图

(a) 肿块形成型胆囊癌；(b)、(c) 囊壁浸润型胆囊癌；(d) 胆囊取代型胆囊癌

8.2.2.2　组织病理学

胆囊癌起源于胆囊黏膜上皮细胞，腺癌是其中最常见的病理类型，占所有胆囊癌中的 90%[18]。其他病理类型还包括腺鳞癌、鳞癌、神经内分泌癌、癌肉瘤，以及其他罕见的原发或转移性肿瘤。大多数腺癌是管状腺癌。乳头状腺癌由非典型的立方体或柱状细胞覆盖的纤维血管核心组成，这些肿瘤形成突出于管腔内的菜花样肿块[19]。乳头状胆囊癌患者通常预后良好。

8.2.2.3　肿块形成型胆囊癌

肿块形成型胆囊癌表现为向胆囊腔内突出的息肉样肿块，大多数肿瘤具有宽大的基底，固定于胆囊壁内，表面不规则、呈真菌样。肿瘤可能会穿透胆囊壁最外侧的浆膜层，并侵入邻近的肝实质。有时，胆囊底部的壁可能会因纤维化或纤维化收缩而出现凹陷 (图 8-26)。纤维结缔组织增生是腺癌的特征之一，有时肿瘤会有一个狭窄的蒂与胆囊壁相连，坏死或钙化在胆囊癌中并不常见。小于 1 cm 的胆囊癌很难与胆固醇性息肉或局限型胆囊腺肌症区分。

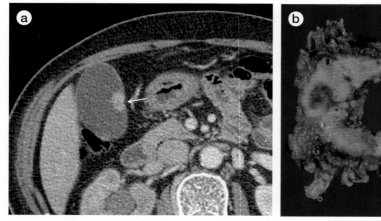
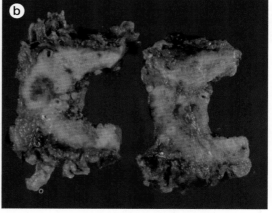

图 8-26　肿块形成型胆囊癌 1

(a) 增强 CT 显示胆囊体上附着一个 1.5 cm 的结节，注意壁上有一个较浅的凹陷 (箭头)。(b) 病理切面显示为肿块形成型浸润性癌

包括超声、CT 和 MR 在内的断面成像技术均能够准确地显示出胆囊癌病灶。肿块形成型胆囊癌常表现为在胆囊腔内边界清晰的圆形或椭圆形息肉样肿物 (图 8-27)，或直径常超过 1 cm 的胆囊壁结节样增厚。在超声下，胆囊癌通常与胆囊壁紧密连接，如同胆囊壁上的结节，而结石通常和胆囊壁分离。CT 和 MR 检查通常也能发现胆囊壁的局限性增厚，或起源于胆囊壁的肿块。肿块表面光滑或呈不规则形，乳头状腺癌有时表现为菜花样，大多数胆囊癌在增强扫描时表现出显著强化。

8.2.2.4　囊壁浸润型胆囊癌

囊壁浸润型胆囊癌最常见的表现为胆囊壁局限性、节段性或弥漫性增厚，由于肿瘤细胞均匀浸润及周围结缔组织增生性改变，胆囊壁的增厚厚度可达 10 mm 或更多。局限在黏膜层和肌层的胆囊癌往往胆囊壁增厚不明显，甚至不会形成肿块[20]，胆囊壁内侧的表面可能是光滑或不规则的（图 8-28）。晚期胆囊癌通常表现出明显不规则的壁增厚，并可能伴有胆囊皱缩（图 8-29）。胆囊的梨形外观可能无变化，也可能变形。

　　在影像方面，囊壁浸润型胆囊癌表现为胆囊壁局限性、节段性或弥漫性增厚（图 8-30 ～ 8-32）。在动态增强 CT 和 MR 上，胆囊壁增厚的部分通常是均匀强化的。早期胆囊癌可能表现为胆囊壁轻微的灶状增厚，难以被发现，通常也不易和炎症区分。胆囊壁弥漫性或局限性增厚，表现出不规则性和不对称性，往往提示可能为恶性肿瘤（图 8-33、图 8-34）。胆囊壁的弥漫性增厚应与复杂的炎症（如黄色肉芽肿性胆囊炎）相区别[18]。一般而言，癌症浸润的胆囊壁比慢性胆囊炎增厚的胆囊壁更厚且更不规则。

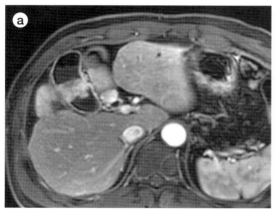
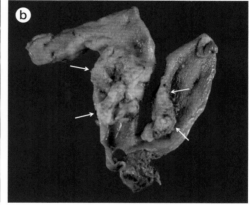

图 8-27　肿块形成型胆囊癌 2

(a) 增强 MR 显示有一个位于胆囊体部的不规则肿块。(b) 切除标本显示胆囊体部有不规则肿块（箭头）。解剖肿瘤进行病理检查，证实其为低分化腺癌

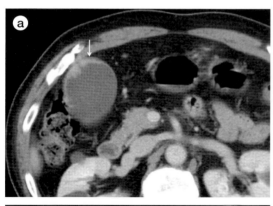
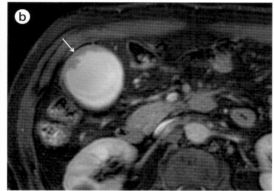
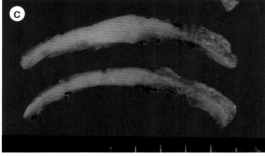

图 8-28　囊壁浸润型胆囊癌 1

(a) 增强 CT 显示胆囊底部呈不规则增厚（箭头）。(b) 增强 MR 显示为不规则的节段性胆囊壁增厚（箭头）。(c) 切除标本的切面显示有一个边界不清的囊壁浸润型肿瘤

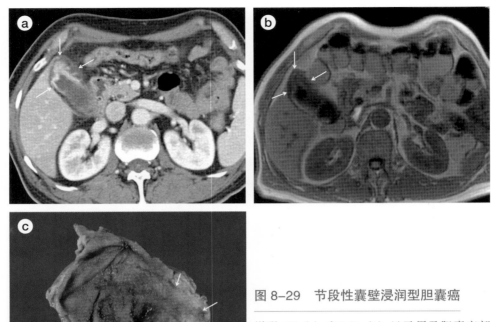

图 8-29　节段性囊壁浸润型胆囊癌

增强 CT（a）和 MR（b）显示累及胆囊底部和体部的胆囊壁呈节段性、不规则增厚，并强化（箭头）。(c) 切除标本显示胆囊底部的胆囊壁呈粉白色、节段性增厚（箭头），代表节段性囊壁浸润型胆囊癌

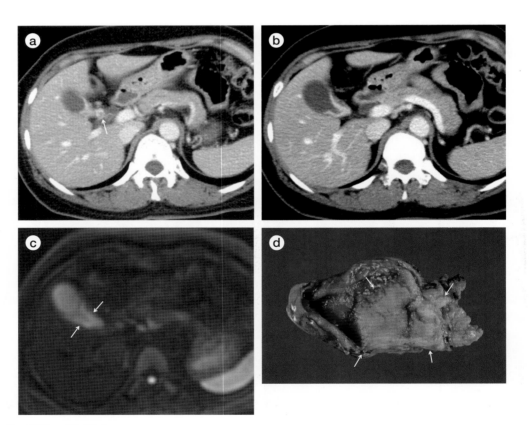

图 8-30　囊壁浸润型胆囊癌 2

(a)、(b) 增强 CT 显示胆囊颈部和胆囊管中度增厚（箭头），并伴有密集性强化。(c) 扩散加权 MR 显示为胆囊颈部的高信号强度（箭头），提示恶性。(d) 切除标本显示胆囊壁严重增厚（箭头），代表囊壁浸润型胆囊癌

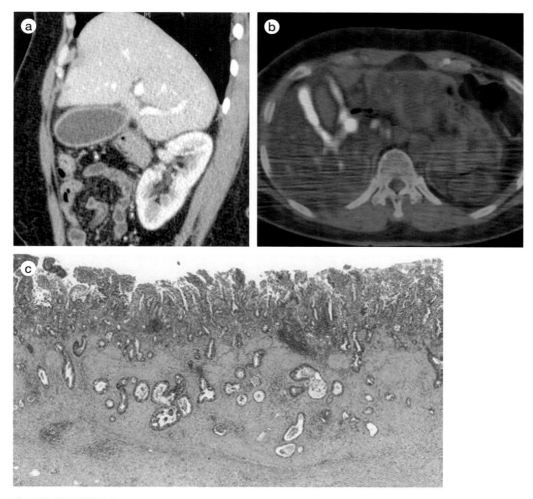

图 8-31　囊壁浸润型胆囊癌 3

(a) 矢状位 CT 显示胆囊壁呈均匀、轻度增厚。(b) PET/CT 显示胆囊壁的 FDG 摄取量高，提示胆囊癌。(c) 显微照片显示为分化良好的胆囊腺癌，肿瘤累及黏膜层和肌层，导致胆囊壁呈弥漫性增厚（HE 染色，×100）

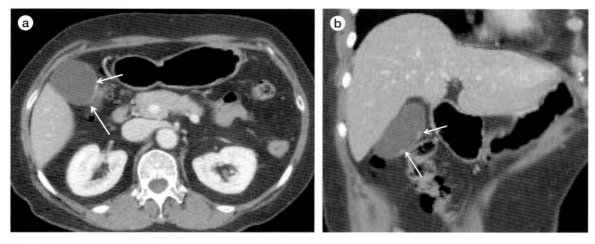

图 8-32　囊壁浸润型胆囊癌 4

横断位 (a) 和冠状位 (b) 增强 CT 显示胆囊体部呈不规则增厚（箭头）

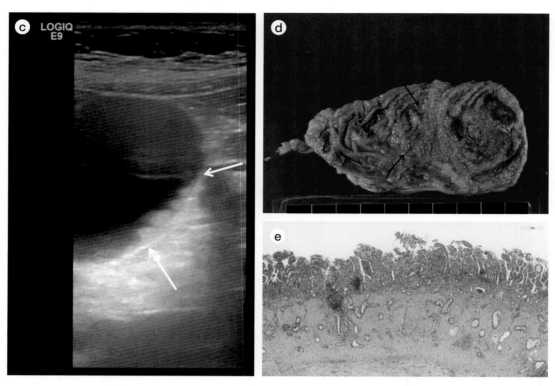

图 8-32　囊壁浸润型胆囊癌 4（续）

(c) 超声显示胆囊体部的胆囊壁呈不规则增厚（箭头）。(d) 切除标本显示胆囊体部的胆囊壁有多处结节状增厚（箭头）。
(e) 显微照片显示为胆囊弥漫性浸润型腺癌（HE 染色，×40）

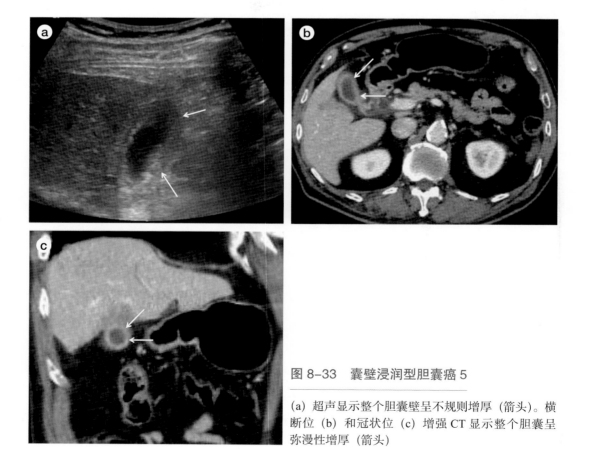

图 8-33　囊壁浸润型胆囊癌 5

(a) 超声显示整个胆囊壁呈不规则增厚（箭头）。横断位（b）和冠状位（c）增强 CT 显示整个胆囊呈弥漫性增厚（箭头）

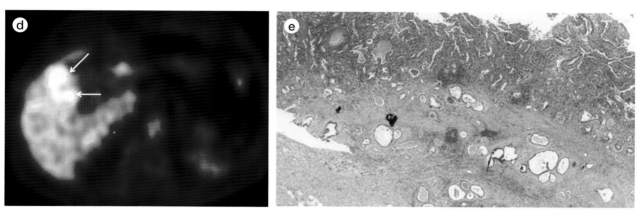

图 8-33　囊壁浸润型胆囊癌 5（续）

（d）PET/CT 显示整个胆囊的 FDG 摄取量较高（箭头）。（e）显微照片显示腺癌侵犯肌周结缔组织（HE 染色，×40）

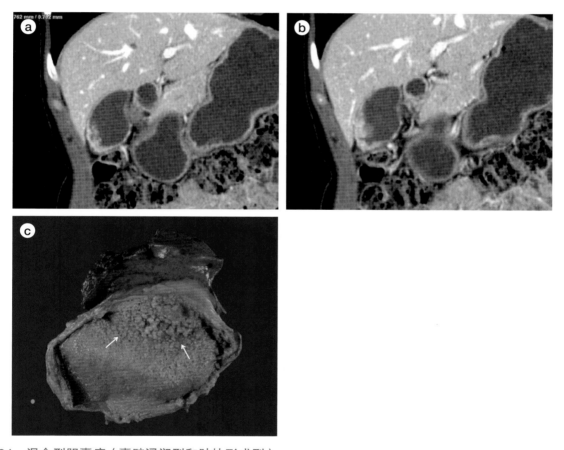

图 8-34　混合型胆囊癌（囊壁浸润型和肿块形成型）

（a）、（b）冠状位增强 CT 显示胆囊壁增厚，胆囊腔内有微小、浅层的乳头状突出。（c）切除标本显示有许多小乳头状肿瘤（箭头）

8.2.2.5　胆囊取代型胆囊癌

　　胆囊取代型胆囊癌可能会形成肿块，并随着肿块取代胆汁而导致胆囊管腔闭塞。肿瘤在肝下间隙形成不规则肿块，胆囊的梨形外观可能保留或消失。肿瘤通常侵入肝床，可能会有部分在管腔残留。胆囊取代型胆囊癌可能到病程晚期才被发现，最开始往往是肿块形成型或者囊壁浸润型。

胆囊取代型胆囊癌表现为肝下间隙的软组织肿块，在超声、CT 和 MR 上，可能呈现为一个大或小的、椭圆形或不规则形的肿块（图 8-35）。即使肿瘤取代了整个胆囊，胆囊的正常梨形外观也可能会被保留，可能会有一小部分的囊腔残留（图 8-36）。肿块的异质性反映了不同程度的肿瘤坏死。由于肿瘤直接侵犯肝脏，这种类型的胆囊癌通常不能和肝床分离。无法定位或准确划定胆囊腔的界限是胆囊取代型胆囊癌的一个重要特征，当然，这种情况也可能见于慢性胆囊炎伴胆囊收缩，或黄色肉芽肿性胆囊炎（图 8-37）。

8.2.2.6　胆囊癌扩散

胆囊癌往往早期就能够快速扩散到邻近的结构，所以在诊断时通常已处于晚期。由于肝脏和胆囊间隙缺少浆膜层覆盖，胆囊静脉直接引流到肝实质（图 8-38），因此，胆囊癌能够通过直接侵犯从而扩散到邻近肝脏。与胆囊相邻的结肠和十二指肠也可能受侵犯。胆囊癌经常通过胆囊管、淋巴管和神经鞘扩散，局限性腹膜浸润或腹膜转移癌也很常见（图 8-39）。

CT 和 MR 可以很好地显示出胆囊癌对邻近肝脏的直接侵犯。肿瘤通过胆囊管扩散到肝外胆管（图 8-30），通过肝十二指肠韧带扩散到周围的神经、淋巴组织及动静脉等情况也能够通过 CT 等成像技术清晰地显示。MRCP 可以显示与胆囊癌相关的胆管变化。

8.2.2.7　胆囊癌伴胆总管囊肿

胆囊癌是胆总管囊肿的严重并发症之一。胆管癌是胆总管囊肿最常见的恶变，但由于异常的胰胆管功能障碍，胆总管囊肿也可能会导致胆囊癌的发生（尤其见于本书的案例中）[21, 22]（图 8-40 ～图 8-42）。

8.2.2.8　其他胆囊恶性肿瘤

在所有胆囊恶性肿瘤中，腺癌是最常见的组织学类型，占胆囊肿瘤总数的 98%。其他常见的组织病理学变异包括乳头状癌、黏液性癌、鳞癌、腺鳞癌亚型、神经内分泌癌、混合腺神经内分泌癌、淋巴瘤和转移癌[23, 24]（图 8-43、图 8-44）。

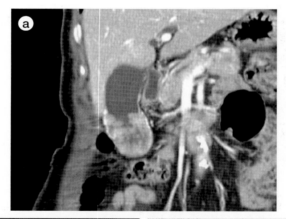

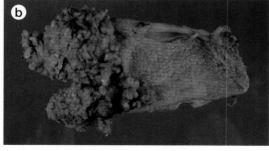
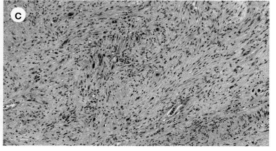

图 8-35　部分胆囊结构被取代的胆囊癌

(a) 冠状位增强 CT 显示不规则肿块取代胆囊底部。(b) 切除标本显示胆囊腔的底部被一个巨大的、表面呈乳头状的肿瘤取代。(c) 组织病理学检查提示为未分化腺癌（HE 染色，×200）

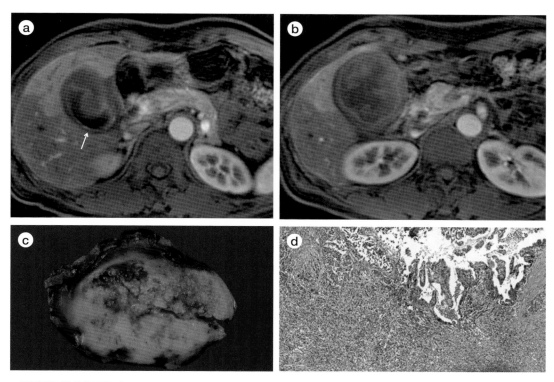

图 8-36 胆囊取代型胆囊癌

(a)、(b) 增强 MR 显示除了颈部的一小部分（箭头），整个胆囊几乎都被一个巨大的肿块所取代。(c) 切除标本显示有一个巨大的肿瘤取代了胆囊腔。(d) 显微照片显示其组织学为腺鳞癌（HE 染色，×200）

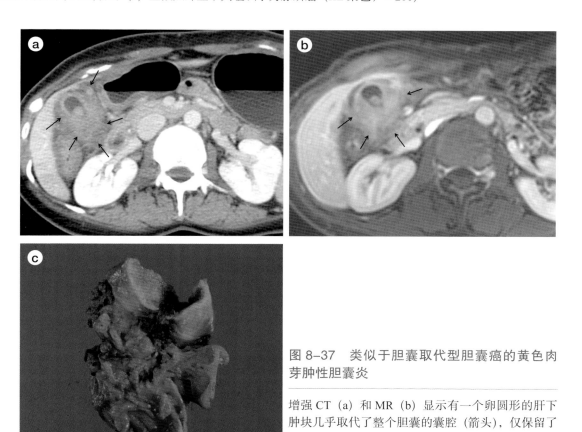

图 8-37 类似于胆囊取代型胆囊癌的黄色肉芽肿性胆囊炎

增强 CT（a）和 MR（b）显示有一个卵圆形的肝下肿块几乎取代了整个胆囊的囊腔（箭头），仅保留了胆囊底部的小部分囊腔。(c) 切除标本显示胆囊壁重度炎性增厚

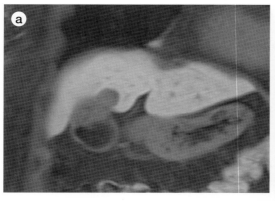

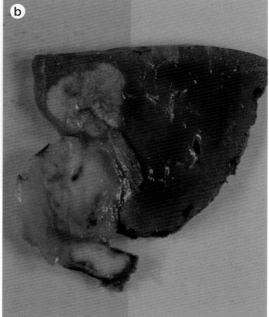

图 8-38　胆囊癌

(a) 冠状位增强 MR 显示肿块形成型胆囊癌直接侵犯邻近的肝脏。(b) 切除标本显示胆囊肿瘤直接侵犯肝实质

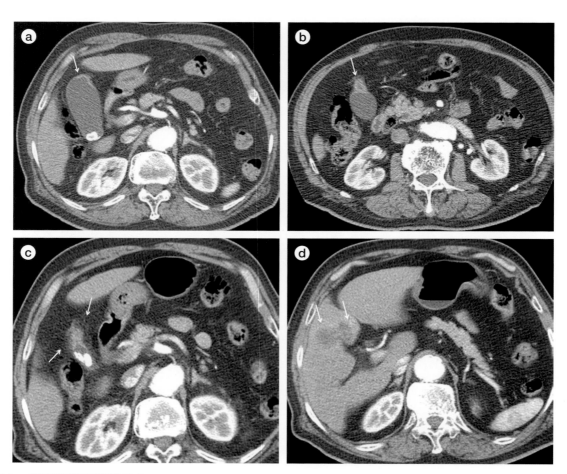

图 8-39　囊壁浸润型胆囊癌 6

(a) 增强 CT 显示胆囊底部的胆囊壁呈轻度增厚，并伴有强化（箭头），同时存在钙化胆囊结石。(b) 1 年后的 CT 显示一半的胆囊壁呈进一步增厚和收缩（箭头）。(c)、(d) 1 年后的 CT 显示囊壁浸润型胆囊癌使得胆囊腔几乎完全闭塞，并伴有肿瘤周围的腹膜浸润（箭头）和邻近肝脏的直接转移

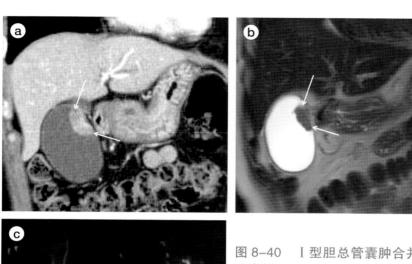

图 8-40 Ⅰ型胆总管囊肿合并息肉型胆囊癌

(a) 冠状位增强 CT 显示胆囊体部息肉样肿块增强 (箭头)。(b) T2 加权冠状位 MR 显示胆囊体部有一个低信号强度的息肉样肿块 (箭头)。(c) MRCP 显示肝外胆管呈平滑纺锤形扩张，注意胆胰壶腹过长 (箭头之间的共同管道)

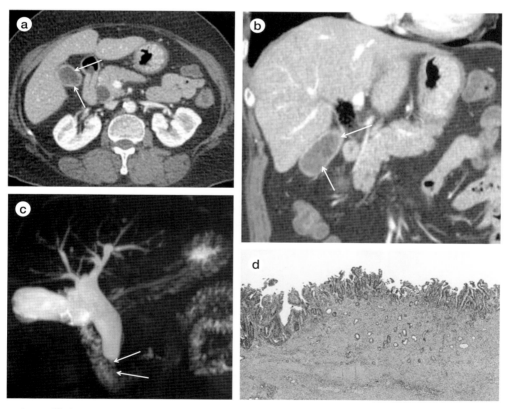

图 8-41 Ⅰ型胆总管囊肿合并囊壁浸润型胆囊癌 1

横断位增强 (a) 和 T2 加权冠状位 (b) MR 显示胆囊壁呈节段性、弥漫性增厚 (箭头)。(c) MRCP 显示整个肝外胆管呈平滑纺锤形扩张，注意胆胰壶腹过长 (箭头之间的共同管道)。(d) 切除标本显示为浸润性腺癌伴瘤周纤维化，导致胆囊壁呈弥漫性增厚 (HE 染色，×100)

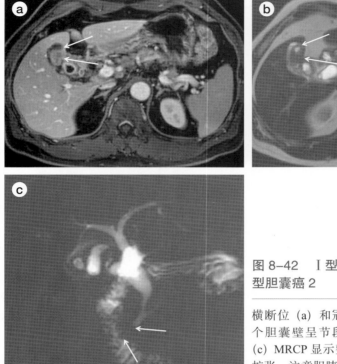

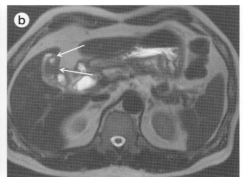

图 8-42　Ⅰ型胆总管囊肿合并囊壁浸润型胆囊癌 2

横断位 (a) 和冠状位 (b) 增强 CT 显示整个胆囊壁呈节段性、弥漫性增厚 (箭头)。(c) MRCP 显示整个肝外胆管呈平滑纺锤形扩张，注意胆胰壶腹过长 (箭头之间的共同管道)

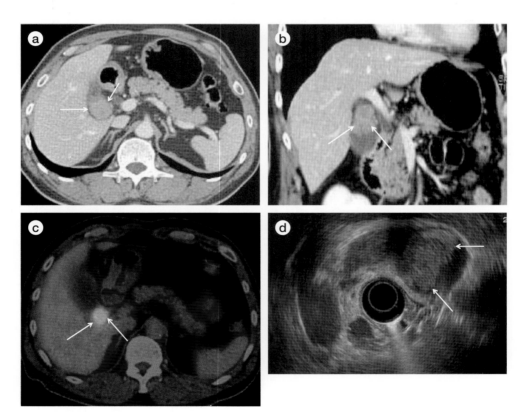

图 8-43　肿块形成型胆囊癌（腺鳞癌）

横断位 (a) 和冠状位 (b) 增强 CT 显示在胆囊体部和颈部有一个 3 cm 大小的增强肿块 (箭头)。(c) PET/CT 显示肿块内 FDG 摄取量较高 (箭头)。(d) 超声内镜检查显示胆囊的体部和颈部有一个较大的肿块

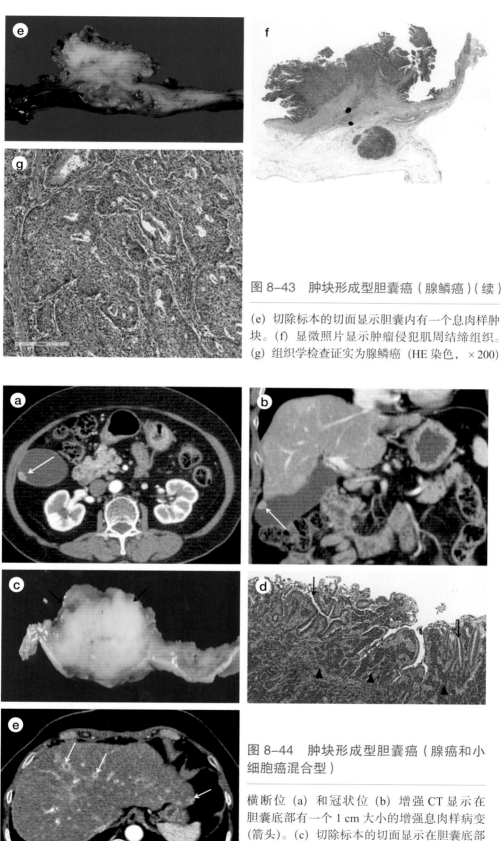

图 8-43　肿块形成型胆囊癌（腺鳞癌）（续）

(e) 切除标本的切面显示胆囊内有一个息肉样肿块。(f) 显微照片显示肿瘤侵犯肌周结缔组织。(g) 组织学检查证实为腺鳞癌（HE 染色，×200）

图 8-44　肿块形成型胆囊癌（腺癌和小细胞癌混合型）

横断位 (a) 和冠状位 (b) 增强 CT 显示在胆囊底部有一个 1 cm 大小的增强息肉样病变（箭头）。(c) 切除标本的切面显示在胆囊底部有一个息肉样肿块（箭头）。(d) 显微照片显示为小细胞癌（三角箭头）和黏膜腺癌（箭头）的弥漫性扩散。(e) 随访的增强 CT 显示肝脏内有多处富血管性转移（箭头）

本章参考文献

[1] Berk RN, van der Vegt JH, Lichtenstein JE. The hyperplastic cholecystoses: cholesterolosis and adenomyomatosis. Radiology. 1983;146:593–601.

[2] Yoshimitsu K, Honda H, Jimi M, et al. MR diagnosis of adenomyomatosis of the gallbladder and differentiation from gallbladder carcinoma: importance of showing Rokitansky-Aschoff sinuses. AJR Am J Roentgenol. 1999;172:1535–40.

[3] Boscak AR, Al-Hawary M, Ramsburgh SR. Best cases from the AFIP: Adenomyomatosis of the gallbladder. Radiographics. 2006;26:941–6.

[4] Lafortune M, Gariepy G, Dumont A, Breton G, Lapointe R. The V-shaped artifact of the gallbladder wall. AJR Am J Roentgenol. 1986;147:505–8.

[5] Kai K, Ide T, Masuda M, et al. Clinicopathologic features of advanced gallbladder cancer associated with adenomyomatosis. Virchows Arch. 2011;459:573–80.

[6] Terada T. Gallbladder adenocarcinoma arising in Rokitansky-Aschoff sinus. Pathol Int. 2008;58:806–9.

[7] Albores-Saavedra J, Shukla D, Carrick K, Henson DE. In situ and invasive adenocarcinomas of the gallbladder extending into or arising from Rokitansky-Aschoff sinuses: a clinicopathologic study of 49 cases. Am J Surg Pathol. 2004;28:621–8.

[8] Albores-Saavedra J, Adsay NV, Cranford JM, et al. Carcinoma of the gallbladder and extrahepatic duct. In: Bosman FT, Carneiro F, Hurba RH, Theise ND, editors. WHO classification of tumours of the digestive system. 4th ed. Lyon, France: Internal Agency for Research on Cancer Press; 2010. p. 266–73.

[9] Albores-Saavedra J, Hensen DE. Tumors of the gallbladder and extraheaptic bile ducts: atlas of tumor pathology, Fasc 22, Ser 2. Washington, DC: Arrmed Forces Institute of Pathology; 1986.

[10] Adsay V, Jang KT, Roa JC, et al. Intracholecystic papillary-tubular neoplasms (ICPN) of the gallbladder (neoplastic polyps, adenomas, and papillary neoplasms that are >/=1.0 cm): clinicopathologic and immunohistochemical analysis of 123 cases. Am J Surg Pathol. 2012;36:1279–301.

[11] Jemal A, Siegel R, Ward E, Murray T, Xu J, Thun MJ. Cancer statistics, 2007. CA Cancer J Clin. 2007;57:43–66.

[12] Misra S, Chaturvedi A, Misra NC, Sharma ID. Carcinoma of the gallbladder. Lancet Oncol. 2003;4:167–76.

[13] Duffy A, Capanu M, Abou-Alfa GK, et al. Gallbladder cancer (GBC): 10-year experience at Memorial Sloan-Kettering Cancer Centre (MSKCC). J Surg Oncol. 2008;98:485–9.

[14] Rosai J. Ackerman's surgical pathology. 8th ed. St. Louis: Mosby; 1996. p. 955.

[15] Japanese Society of Biliary Surgery. General rules for surgical and pathological studies on cancer of biliary tract. 3rd ed. Tokyo: Kanehara; 1993. p. 29–30.

[16] Rooholamini SA, Tehrani NS, Razavi MK, et al. Imaging of gallbladder carcinoma. Radiographics. 1994;14:291–306.

[17] Sons HU, Borchard F, Joel BS. Carcinoma of the gallbladder: autopsy findings in 287 cases and review of the literature. J Surg Oncol. 1985;28:199–206.

[18] Levy AD, Murakata LA, Rohrmann CA Jr. Gallbladder carcinoma: radiologic-pathologic correlation. Radiographics. 2001;21:295–314; questionnaire, 249–55.

[19] Henson DE, Albores-Saavedra J, Corle D. Carcinoma of the gallbladder. Histologic types, stage of disease, grade, and survival rates. Cancer. 1992;70:1493–7.

[20] Tsuchiya Y. Early carcinoma of the gallbladder: macroscopic features and US findings. Radiology. 1991;179:171–5.

[21] Kobayashi S, Asano T, Yamasaki M, Kenmochi T, Nakagohri T, Ochiai T. Risk of bile duct carcinogenesis after excision of extrahepatic bile ducts in pancreaticobiliary maljunction. Surgery. 1999;126:939–44.

[22] Matsumoto Y, Fujii H, Itakura J, Matsuda M, Yang Y, Nobukawa B, et al. Pancreaticobiliary maljunction: pathophysiological and clinical aspects and the impact on biliary carcinogenesis. Langenbecks Arch Surg. 2003;388:122–31.

[23] Hundal R, Shaffer EA. Gallbladder cancer: epidemiology and outcome. Clin Epidemiol. 2014;6(1):99–109. https://doi.org/10.2147/clep.s37357.

[24] Kim M-J, Kim KW, Kim H-C, et al. Unusual malignant tumors of the gallbladder. Am J Roentgenol. 2006;187(2):473–80. https://doi.org/10.2214/AJR.05.0524.

[25] Klimstra DS, Lam AK, Paradis V, Schirmacher P. Tumors of the gallbladder and extrahepatic bile ducts. In: Basman FT, Caneiro F, Hurban RH, Theise ND, eds. WHO classification of tumours of digestive system. Lyon, France: International Agency for Research on Cancer Press. 2019:266–94.

第九章　肝胰壶腹肿瘤和十二指肠乳头肿瘤

良性肿瘤和恶性肿瘤均可发生于肝胰壶腹和十二指肠乳头。根据发生部位，肿瘤可表现为壶腹内肿块或十二指肠肿块。当肿瘤出现在肝胰壶腹时，肿块位于壶腹内，但当肿瘤发生于十二指肠乳头内时，肿瘤则位于十二指肠内（图 9-1）。十二指肠内窥镜检查通常无法发现小的壶腹部肿块，因为这些肿块位于肝胰壶腹内[1]。另一方面，十二指肠乳头状肿瘤和引起十二指肠膨出的大型壶腹部肿瘤很容易通过内窥镜检查，以及 CT、MRCP 等影像学检查得以发现。这些肿瘤并不局限于这些区域，因此，壶腹部肿瘤很容易累及十二指肠乳头，反之亦然。鉴别这些肿瘤非常重要，因为十二指肠乳头的良性肿瘤可以通过内镜切除术轻松治疗。

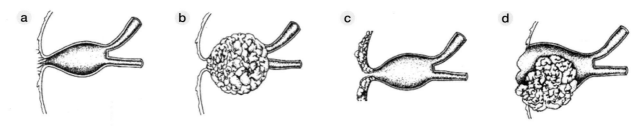

图 9-1　肝胰壶腹和十二指肠乳头癌的病理示意图

(a) 正常解剖结构；(b) 肝胰壶腹肿瘤；(c) 十二指肠大乳头肿瘤；(d) 累及肝胰壶腹和十二指肠大乳头的肿瘤
本图获得授权转载自 Lee SY, et al. Can endoscopic resection be applied for early stage ampulla of Vater cancer? *Gastrointestinal Endoscopy* 2006; 63: 783–788

9.1　良性肿瘤

壶腹部管状腺瘤和乳头状腺瘤被认为是壶腹内的乳头状管状肿瘤，它是胰腺导管内乳头状黏液肿瘤或胆管导管内乳头状肿瘤的壶腹部对应物。肿瘤可能发生于肝胰壶腹或十二指肠乳头（图 9-2），无症状，通常是在内镜检查时偶然发现的。腺瘤是一种癌前病变，通常，腺癌可能由此前存在的乳头状腺瘤发展而来[2]（图 9-3、图 9-4）。腺肌瘤可能发生于远端胆总管或肝胰壶腹（图 9-5）。

十二指肠乳头炎表现为十二指肠乳头肿大，主要是由结石嵌塞或结石通过乳头狭窄开口时产生的刺激所引起。大结石可能嵌塞在壶腹部而导致阻塞。小结石可能在通过乳头口时，不可避免地导致乳头刺激和发炎。结石、胆固醇晶体或沙砾会损伤孔口[3, 4]，因此，即使是微结石或污泥样结石也会引起炎症。十二指肠乳头炎的组织学特征包括乳头水肿、乳头肿胀伴急性和慢性炎症、腺体增生、肉芽肿性炎症，以及黏膜下层纤维化[5]（图 9-6）。

9.2　恶性肿瘤

壶腹癌或十二指肠乳头癌占所有胃肠道恶性肿瘤的 0.5%[2]。肠型腺癌是最常见的恶性上皮肿瘤，其次是胰胆型腺癌，而恶性神经内分泌肿瘤则十分罕见。

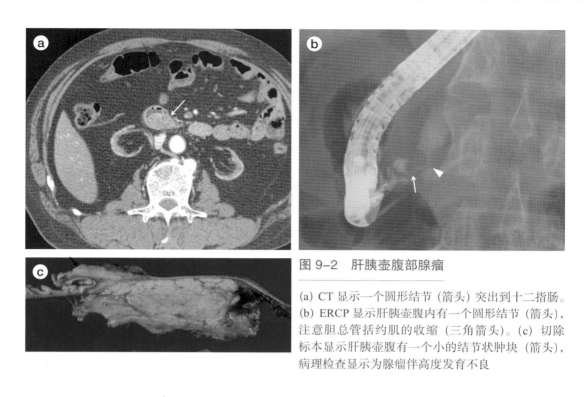

图 9-2　肝胰壶腹部腺瘤

(a) CT 显示一个圆形结节 (箭头) 突出到十二指肠。
(b) ERCP 显示肝胰壶腹内有一个圆形结节 (箭头)，
注意胆总管括约肌的收缩 (三角箭头)。(c) 切除
标本显示肝胰壶腹有一个小的结节状肿块 (箭头)，
病理检查显示为腺瘤伴高度发育不良

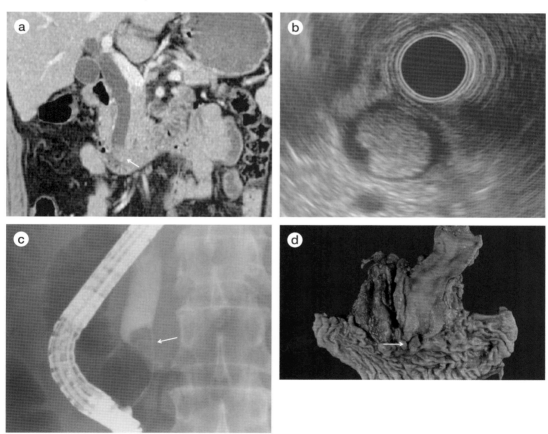

图 9-3　肝胰壶腹部原位癌腺瘤

(a) 冠状位 CT 显示肝胰壶腹内有一个小肿瘤 (箭头)。(b) 内镜超声检查显示胆总管内有一个圆形肿瘤。(c) ERCP 显示
远端胆总管和肝胰壶腹部内有一个边界清晰的肿块 (箭头)，肿瘤仅位于肝胰壶腹内。(d) 切除标本显示肝胰壶腹内有一
个小肿瘤 (箭头)，病理检查证实为低级别原位癌腺瘤

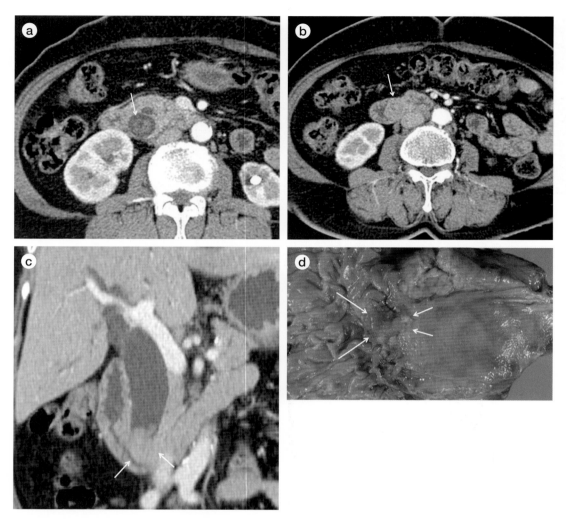

图 9-4 肝胰壶腹 – 十二指肠乳头腺瘤伴局灶性原位癌

轴向（a）、（b）和冠状位（c）增强 CT 显示为肝胰壶腹内和十二指肠乳头肿块（箭头）。（d）切除标本显示十二指肠处有不规则肿块（长箭头）向上延伸至肝胰壶腹部（短箭头）

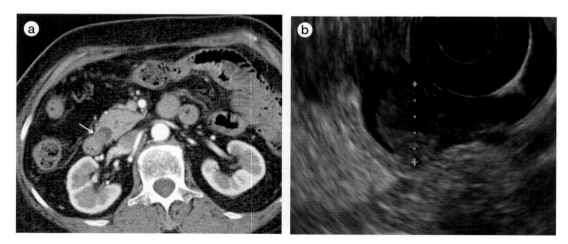

图 9-5 肝胰壶腹部腺肌瘤

（a）CT 显示肝胰壶腹部有一个结节（箭头）。（b）内镜超声检查显示肝胰壶腹部有一个边界清晰的圆形结节

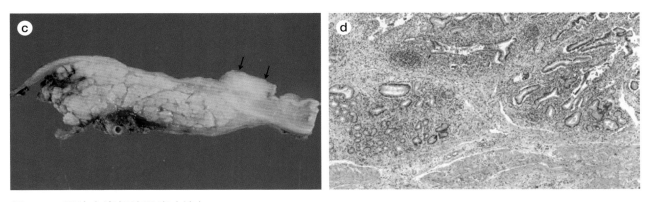

图 9-5 肝胰壶腹部腺肌瘤（续）

(c) 切除标本显示肝胰壶腹有一个小结节性病变（箭头）。(d) 显微照片显示为良性腺体和肌肉增生，提示良性腺肌瘤（HE 染色，×100）

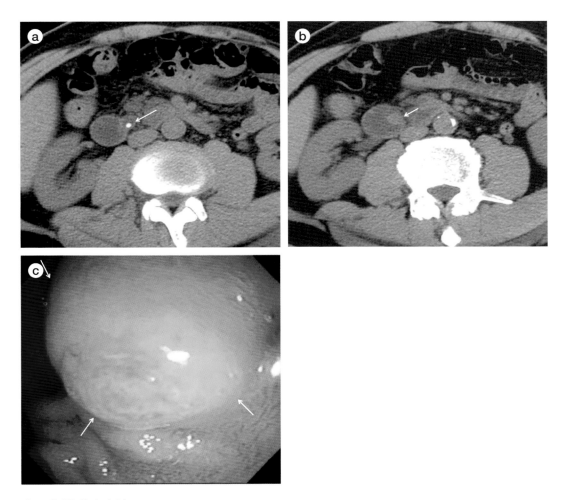

图 9-6 十二指肠乳头水肿

(a) CT 平扫显示一个小结石嵌顿于肝胰壶腹（箭头）。(b) 在 (a) 下方 5 mm 处的 CT 图像显示十二指肠乳头增大（箭头），直径为 10 mm。(c) 十二指肠内窥镜检查显示十二指肠大乳头和乳头口肿胀水肿（箭头）

　　肝胰壶腹或十二指肠乳头腺癌伴有胆道梗阻和肿瘤。CT 或 MRCP 可显示肿瘤为胆总管远端或十二指肠腔内的肿块 [1, 6]（图 9-7 ～图 9-9）。因梗阻而扩张的胆管，由于副胰管的存在，其主胰管通常不会扩张（图 9-4、图 9-8、图 9-9）。众所周知，十二指肠乳头肿瘤经常会溃烂，因此很难通过影像手段显示溃烂的癌症病灶外观（图 9-10）。

　　由于近些年多排螺旋 CT 成像、MR 胆道造影和内镜超声技术的发展，对这些肿瘤的识别变得较为简单 [7, 8]（图 9-11、图 9-12）。十二指肠内窥镜检查是一种对于诊断十二指肠乳头－壶腹区肿瘤而言非常有用的辅助手段 [1]（图 9-12 ～图 9-14）。

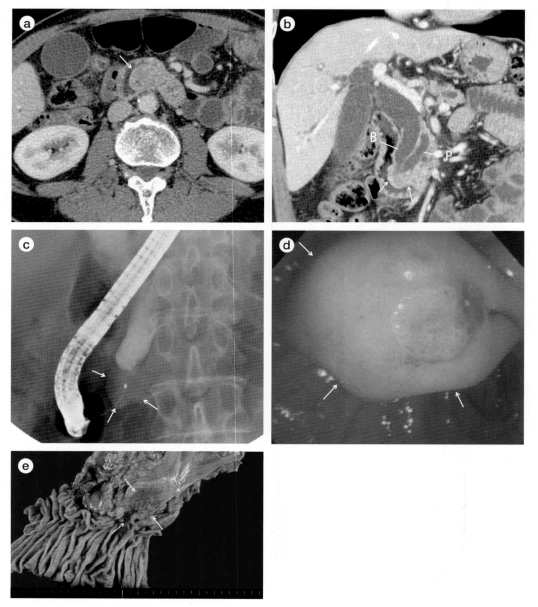

图 9-7　肝胰壶腹癌

(a) 冠状位增强 CT 显示肝胰壶腹有一个小肿块，该肿块突入十二指肠（箭头）。(b) 冠状位 CT 显示肝胰壶腹有一个肿块（箭头）突出至十二指肠。(c) ERCP 显示胆总管完全梗阻，边界光滑。注意梗阻的胆管和充气的十二指肠之间有一个结节（箭头）。(d) 十二指肠内窥镜检查显示大乳头突起，内有一肿块（箭头），肿块被正常的十二指肠黏膜覆盖。(e) 切除标本显示在壶腹部和奥狄括约肌中有一个 2.0 cm × 1.0 cm 的肿块（箭头）

B：胆总管；P：胰管

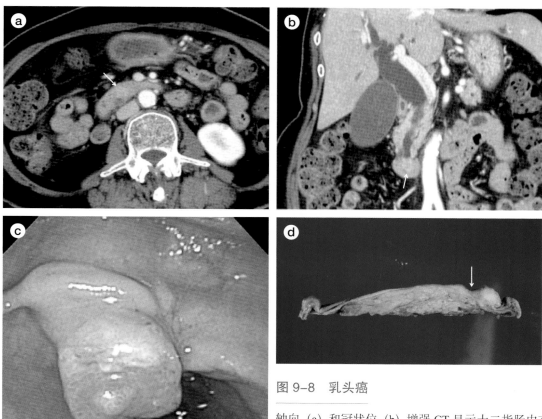

图 9-8 乳头癌

轴向 (a) 和冠状位 (b) 增强 CT 显示十二指肠内有一个圆形的增强肿块（箭头）。(c) 十二指肠内窥镜检查显示十二指肠乳头口处有一个圆形肿块。(d) 切除标本显示十二指肠乳头处有一个圆形肿块，箭头指向胆总管和十二指肠的交界处。组织病理学检查证实其为高分化腺癌

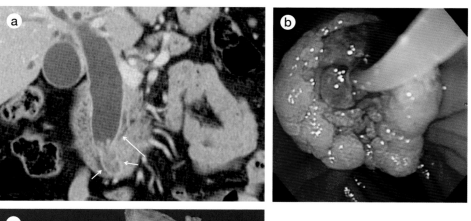

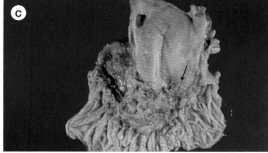

图 9-9 乳头癌侵犯壶腹部（中度分化腺癌，肠型）

(a) 冠状位 CT 显示十二指肠内有一个边界清晰的椭圆形肿块（短箭头）延伸至远端胆总管。注意胆总管明显扩张，但胰管未扩张（长箭头）。(b) 十二指肠内窥镜检查显示为一个巨大的息肉样肿块，表面不规则、呈分叶状。内窥镜导管插入十二指肠乳头口。(c) 切除标本显示十二指肠内有一个绒毛状表面的大肿瘤，侵犯至胆总管（箭头）

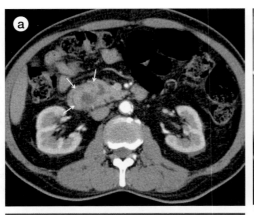

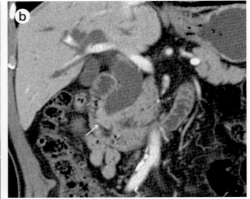

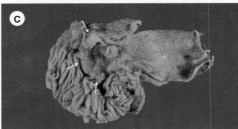

图 9-10　溃疡形成型十二指肠乳头癌

轴向（a）和冠状位（b）增强 CT 显示胆总管远端有一个明显增强的新月形肿瘤（箭头）。（c）切除标本显示为溃疡型肿瘤（箭头），主要位于十二指肠。组织病理学检查显示为中度至中低度分化腺癌伴神经内分泌分化

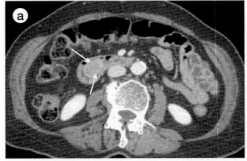

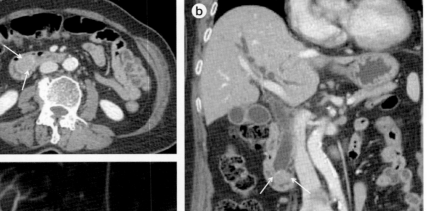

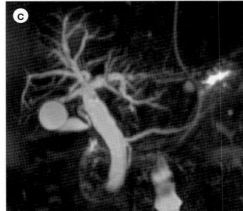

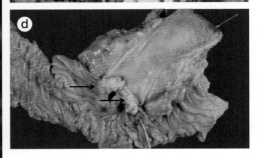

图 9-11　肝胰壶腹癌

横断位（a）和冠状位（b）增强 CT 显示肝胰壶腹内有一个 2.5 cm 的肿块，突入至十二指肠（箭头）。（c）MRCP 显示胆总管完全梗阻，远端胆总管突然截断。（d）切除标本显示肝胰壶腹内有一个隆起的肿块（箭头）。（e）显微照片显示为浸润性腺癌累及肝胰壶腹和奥狄括约肌（HE 染色，×40）

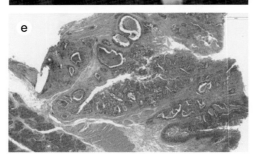

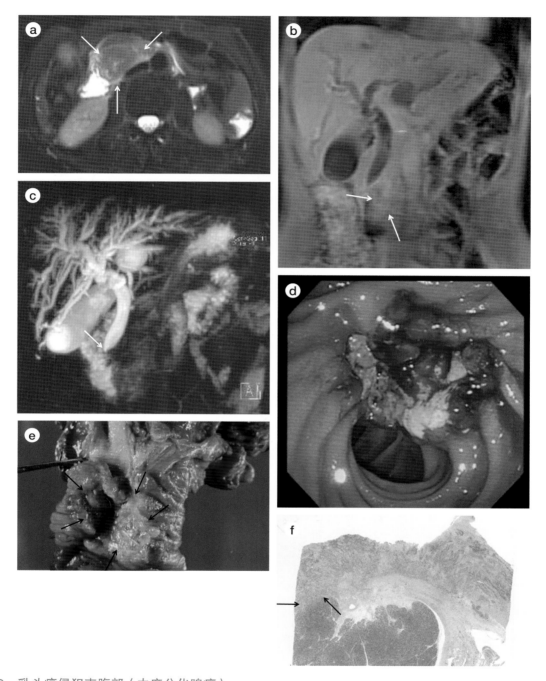

图 9-12 乳头癌侵犯壶腹部（中度分化腺癌）

T2 加权横断位（a）和冠状位（b）增强 MR 显示十二指肠内有一个大肿块突出至十二指肠肠腔（箭头）。注意胆总管明显扩张。（c）MRCP 显示胆总管完全梗阻，边界光滑（箭头）。（d）十二指肠内窥镜检查显示有一个巨大的息肉样肿块，表面不规则、呈分叶状。（e）切除标本显示溃疡浸润型肿瘤累及壶腹部（箭头）。（f）显微照片显示浸润性腺癌侵犯胰腺实质（箭头）

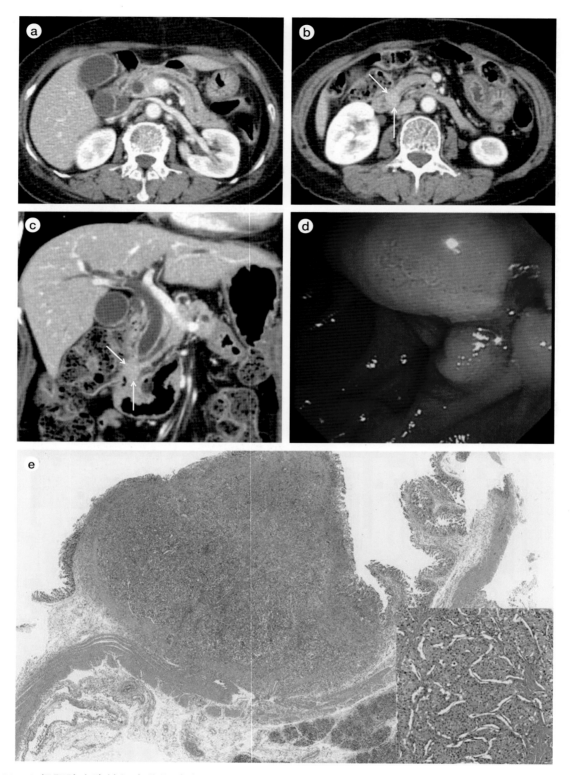

图 9-13　1 级肝胰壶腹神经内分泌肿瘤

横断位（a）、（b）和冠状位（c）增强 CT 显示肝胰壶腹部有一个 2 cm 的肿块突入至十二指肠（箭头）。注意胆总管和胰管扩张。（d）十二指肠内窥镜检查显示乳头内有一个边界清晰的肿块。（e）显微照片显示为黏膜下的神经内分泌肿瘤（右下角插图：分化良好的 1 级神经内分泌肿瘤）

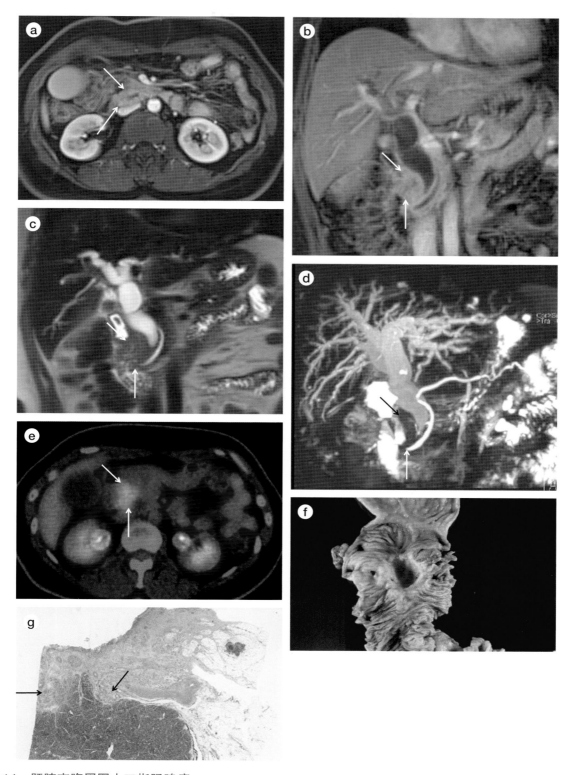

图 9-14　肝胰壶腹周围十二指肠腺癌

横断位（a）、冠状位（b）增强 MR 和 T2 加权冠状位 MR（c）显示十二指肠第二段肠壁呈肿块样增厚、增强，并侵犯肝胰壶腹（箭头）。注意胆总管明显扩张。(d) MRCP 显示胆总管扩张，十二指肠第二段有肿块样病变（箭头）。(e) PET/CT 显示十二指肠第二段肠壁的肿块样增厚呈现 FDG 摄取量高（箭头）。(f) 切除标本显示十二指肠有溃疡型肿块。(g) 显微照片显示浸润性腺癌侵犯胰腺实质（箭头）（HE 染色，×10）

本章参考文献

[1]　Buck JL, Elsayed AM. Ampullary tumors: radiologic-pathologic correlation. Radiographics. 1993;13:193–212.

[2]　Gassler N, Knuchel R. Tumors of Vater's ampulla. Pathologe. 2012;33:17–23.

[3]　Lee SP, Nicholls JF, Park HZ. Biliary sludge as a cause of acute pancreatitis. N Engl J Med. 1992;326:589–93.

[4]　Saraswat VA, Sharma BC, Agarwal DK, Kumar R, Negi TS, Tandon RK. Biliary microlithiasis in patients with idiopathic acute pancreatitis and unexplained biliary pain: response to therapy. J Gastroenterol Hepatol. 2004;19:1206–11.

[5]　Fenogilo-Preiser CM, Noffsinger AE, Stemmermann GN, Lantz PE, Linstrom MB, Rilke FO. Gastrointestinal pathology. An atlas and text. In: Nonneoplastic lesions of the small intestine. Philadelphia, PA: Lippincott-Raven; 1999.

[6]　Chung YE, Kim MJ, Kim HM, et al. Differentiation of benign and malignant ampullary obstructions on MR imaging. Eur J Radiol. 2011;80:198–203.

[7]　Chen WX, Xie QG, Zhang WF, et al. Multiple imaging techniques in the diagnosis of ampullary carcinoma. Hepatobiliary Pancreat Dis Int. 2008;7:649–53.

[8]　Kim JH, Kim MJ, Chung JJ, Lee WJ, Yoo HS, Lee JT. Differential diagnosis of periampullary carcinomas at MR imaging. Radiographics. 2002;22:1335–52.